LES ACTUALITÉS MÉDICALES

Les États Neurasthéniques

Diagnostic et Traitement

LES ACTUALITÉS MÉDICALES

Collection de volumes in-16, de 96 pages, cartonnés. Chaque volume : 1 fr. 50

Diagnostic des Maladies de la Moelle, par le Pr Grasset, 3e *édition*.
Diagnostic des Maladies de l'Encéphale, par le Pr Grasset, 2e *édition*.
L'Artériosclérose et son traitement, par le Dr Gouget.
La Cure de Déchloruration, par les Drs F. Widal et Javal.
Le Rein mobile, par le Dr Legueu, agrégé à la Faculté de Paris.
Mouches et Choléra, par le Pr Chantemesse et le Dr Borel.
Moustiques et Fièvre jaune, par le Pr Chantemesse et le Dr Borel.
Le Diabète, par le Pr Lépine, 2 vol.
Le Cytodiagnostic, par le Dr Marcel Labbé, agrégé à la Faculté de Paris.
Le Sang, par le Dr Marcel Labbé, agrégé à la Faculté de Paris.
L'Appendicite, par le Dr Aug. Broca, agrégé à la Faculté de Paris.
Diagnostic de l'Appendicite, par le Dr Auvray, agrégé à la Faculté de Paris.
Les Rayons de Röntgen et le Diagnostic des Maladies, par le Dr A. Béclère, médecin de l'hôpital Saint-Antoine, 3 vol.
La Radiographie et la Radioscopie cliniques, par le Dr L.-R. Regnier.
La Mécanothérapie, par le Dr L.-R. Regnier.
Radiothérapie et Photothérapie, par le Dr L.-R. Regnier.
Cancer et Tuberculose, par le Dr Claude, agrégé à la Faculté de Paris.
La Diphtérie, par les Drs H. Barbier, médecin des hôpitaux, et G. Ulmann.
Le Traitement de la syphilis, par le Dr Emery, 2e *édition*.
Les Myélites syphilitiques, par le Dr Gilles de la Tourette.
Le Traitement de l'Épilepsie, par le Dr Gilles de la Tourette.
La Psychologie du Rêve, par Vaschide et Piéron.
Les Régénérations d'organes, par le Dr P. Carnot, agrégé à la Faculté.
Le Tétanos, par les Drs J. Courmont et M. Doyon.
Les Albuminuries curables, par le Dr J. Teissier, Pr à la Faculté de Lyon.
Thérapeutique oculaire, par le Dr F. Terrien.
La Fatigue oculaire, par le Dr Dor.
Les Auto-intoxications de la grossesse, par le Dr Bouffe de Saint-Blaise, accoucheur des hôpitaux de Paris.
Le Rhume des Foins, par le Dr Garel, médecin des hôpitaux de Lyon.
Le Rhumatisme articulaire aigu en bactériologie, par les Drs Triboulet, médecin des hôpitaux, et Coyon.
Le Pneumocoque, par le Dr Lippmann.
Les Enfants retardataires, par le Dr Apert, médecin des hôpitaux.
La Goutte et son traitement, par le Dr Apert, médecin des hôpitaux.
Les Oxydations de l'Organisme, par les Drs Enriquez et Sicard.
Les Maladies du Cuir chevelu, par le Dr Gastou, 2e *édition*.
Les Dilatations de l'Estomac, par le Dr Soupault, médecin des hôpitaux.
La Démence précoce, par les Drs Deny et Roy.
Les Folies intermittentes, par les Drs Deny et P. Camus.
Chirurgie intestinale d'urgence, par le Dr Mouchet.
Le Cloisonnement vésical et la Division des urines, par le Dr Cathelin.
Le Traitement de la Constipation, par le Dr Froussard.
Le Canal vagino-péritonéal, par le Dr P. Villemin, chirurgien des hôpitaux.
La Médication phosphorée, par H. Labbé.
La Médication surrénale, par les Drs Oppenheim et Lœper.
Les Médications préventives, par le Dr Nattan-Larrier.
La Protection de la Santé publique, par le Dr Mosny.
L'Odorat et ses Troubles, par le Dr Collet, professeur à la Faculté de Lyon.
Traitement chirurgical des Néphrites médicales, par le Dr Pousson.
Les Rayons N et les Rayons N_1, par le Dr Bordier.
Trachéobronchoscopie et Œsophagoscopie, par le Dr Guisez.
Le Traitement de la Surdité, par le Dr Chavanne.
Technique de l'exploration du Tube digestif, par le Dr René Gaultier.
Calculs biliaires et Pancréatites, par le Dr René Gaultier.
La Technique histo-bactériologique moderne, par le Dr Lefas.
L'Obésité et son traitement, par le Dr Le Noir.
Les Thérapeutiques récentes dans les Maladies nerveuses, par les Drs Lannois et Porot.
L'Ionothérapie électrique, par les Drs Delherm et Laquerrière.
Les Médications nouvelles en obstétrique, par le Dr Keim.
La Syphilis de la Moelle, par le Pr Gilbert et le Dr Lion.
Les États neurasthéniques, par le Dr André Riche.
Les Accidents du travail, par le Dr Georges Brouardel, 2e *édition*.
Syphilis et Cancer, par le Dr Horand.
L'Alimentation des enfants malades, par le Dr Péhu.
La Diathèse urique, par le Dr Henry Labbé.
La Radioscopie clinique de l'estomac, par les Drs Cerné et Delaforge.

Corbeil. Imprimerie Ed. Crété.

LES ACTUALITES MÉDICALES

Les États Neurasthéniques

Diagnostic et Traitement

PAR

André RICHE

MÉDECIN ADJOINT DE L'HOSPICE DE BICÊTRE

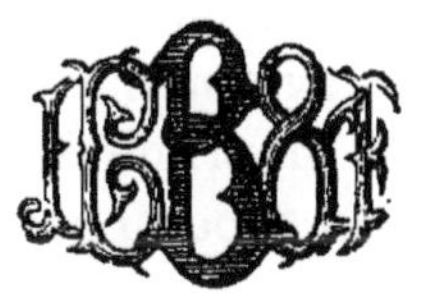

PARIS

LIBRAIRIE J.-B. BAILLIÈRE ET FILS

19, RUE HAUTEFEUILLE, 19

1908

LES ÉTATS NEURASTHÉNIQUES

DIAGNOSTIC. — TRAITEMENT

AVANT-PROPOS

La compréhension de la neurasthénie a tellement varié selon les époques, les pays et les auteurs, qu'il est indispensable de dire en quelques mots comment nous comprenons nous-même le sujet.

Nous étudierons d'abord les symptômes qui se retrouvent d'ordinaire dans les états d'épuisement nerveux.

Nous décrirons ensuite les modalités particulières que le groupement de ces symptômes ou la prédominance de quelques-uns imprime à la maladie, constituant ainsi autant de types neurasthéniques distincts.

Mais nous avons essayé surtout de prendre la question d'un point de vue un peu spécial et jusqu'ici, nous a-t-il semblé, trop négligé, qui est le suivant : la neurasthénie prête principalement à confusion avec des maladies mentales par certains caractères de ses formes, par son association à d'autres psychonévroses : hystérie, psychasthénie, par la fréquence enfin des cas intermédiaires qui s'étendent des neurasthénies simples aux vésanies proprement dites. Seule, une analyse délicate de l'état mental des malades permettra de faire le départ de ce qui est d'origine psychique, ou directement lié à l'épuisement du système nerveux. De même, l'étude approfondie de l'état des fonctions intellectuelles aidera grandement à différencier de la neurasthénie la paralysie générale et les psychoses proprement dites qui s'en rapprochent, au moins à certaines de leurs phases, sinon dans leur totalité : mélancolie, psychasthénie héréditaire hypocondriaque, délires systématisés. C'est donc sur l'examen de cet état mental que nous avons cru devoir insister avant tout.

En ce qui concerne le traitement, nous nous sommes étendu longuement d'une part sur la thérapeutique médicamenteuse et par les agents physiques ; d'autre part, sur le traitement mental de la neurasthénie.

Bien que nous ayons laissé à cette *Actualité médicale* le titre qu'avait donné à son étude sur le même sujet notre regretté maître, Gilles de la Tourette, les lecteurs ne seront donc pas surpris de la trouver toute différente.

I. — DÉFINITION DE LA NEURASTHÉNIE

On désigne sous le nom de neurasthénie, un état pathologique à contours peut-être mal définis, mais réel.

Sans discourir sur la nature exacte de la maladie, nous en étudierons l'ensemble symptomatique qui, bien que purement fonctionnel, reste toujours suffisamment univoque pour qu'on puisse le reconnaître et le distinguer d'autres états pathologiques semblables.

Le terme neurasthénie sera pris ici dans le sens de son étymologie. Il signifie *asthénie nerveuse.*

L'*asthénie* c'est l'absence et, par extension, la simple diminution de l'énergie.

Le défaut d'énergie est général, tout le système nerveux est en état d'infériorité fonctionnelle. Cette infériorité fonctionnelle se traduit par des troubles, pour la plupart subjectifs, très nombreux, et, suivant les formes, diversement associés. Il existe donc des variantes cliniques subordonnées aux différences d'intensité du mal, à ses localisations et à diverses associations morbides.

Les états d'épuisement nerveux datent certainement de longtemps, comme la fatigue elle-même. Si donc la neurasthénie semble naître avec Beard, de New-York, qui créa le mot, l'état nerveux qui s'y rapporte est en réalité bien plus ancien.

Beard se faisait à la vérité de la neurasthénie une conception toute particulière. C'était pour lui la maladie du nouveau monde ; elle était spéciale aux Américains du Nord. Mais l'épuisement nerveux était connu dans l'ancien monde avant de l'être dans le nouveau, et Beard aurait pu trouver étudiés bien des symptômes décrits par lui dans les travaux de Sydenham, de Stahl, de Junker, de Stoll, de Whytt. La neurasthénie se reconnaît dans l'éréthisme nerveux de Dufau, la névropathie ou vapeurs de Dougens, la névralgie protéiforme de Cerise, la névrose d'épuisement de Monneret, la névralgie générale de Valleix, l'irritation spinale de Stilling, la cachexie nerveuse de Sandras et Bourguignon, le nervosisme aigu et chronique de Bouchut, la névropathie cérébro-cardiaque de Krishaber.

Beard n'en reste pas moins le promoteur de la neurasthénie. Le premier, il en a fourni une description méthodique et lui a donné son nom, par une série de travaux de 1869 à 1880.

Dans la mise au point ultérieure de cet état nerveux, il faut citer les importants travaux de Erb, Arndt en Allemagne, Weir Mitchell en Amérique, Pfayfair en Angleterre, Axenfeld, Huchard, Charcot en France, les monographies de Bouveret, Levillain, les mémoires de Pitres, Grasset, Rauzier et les études de certains côtés spéciaux de la maladie par Mathieu, Gilles de la Tourette, Gilbert Ballet, Raymond, etc. L'épuisement nerveux sortit des études de Charcot (1) à l'état de névrose bien définie. Entraîné par sa méthode de systématisation à outrance, il institua une neurasthénie sur le cadre de l'hystérie, avec des stigmates physiques et psychiques. Elle se retrouve sous cette forme dans les traités de médecine aux chapitres des névroses. Par contre, il est assez particulier de constater l'absence de description spéciale dans les traités de psychiatrie, alors que l'état psychique des neurasthéniques était certainement familier aux aliénistes. C'est qu'en réalité, ce qu'on décrit sous le nom de neurasthénie n'est qu'un fragment de pathologie générale nerveuse au même titre que ce que l'on comprend, par exemple, dans le terme hystérie, hypocondrie, etc. L'état mental du neurasthénique se trouve dépeint ou différencié en pathologie mentale, aux différents chapitres de l'hypocondrie, de la mélancolie et des délires systématisés.

(1) Charcot, Leçons cliniques et leçons du mardi de 1887 à 1889.

II. — ÉTIOLOGIE

Tout ce qui tend à déprimer l'activité nerveuse en général est susceptible de faire naître l'épuisement nerveux. Aussi, sans admettre avec Beard, que les Américains aient le privilège de la neurasthénie, peut-on penser avec lui qu'elle est engendrée par le surmenage physique et intellectuel réclamé par la vie sociale de notre époque. C'est une maladie connue dans tous les pays civilisés, où la lutte pour la vie imprime aux fonctions du système nerveux une activité intensive, qui fatigue à la fois l'individu et la race.

La cause de la neurasthénie se trouve dans le surmenage qui résulte d'une existence démesurément remplie, surtout si les préoccupations y tiennent une trop grande place.

Surmenage physique. — Le surmenage physique comprend à la fois les fatigues de toutes sortes : professionnelles, génésiques, etc., les veilles, les grossesses et aussi l'amoindrissement que cause à l'organisme l'atteinte de maladies toxiques ou toxi-infectieuses. On trouve dans l'étiologie de l'épuisement nerveux, la grippe, la fièvre typhoïde, la malaria, la syphilis, les intoxications professionnelles et les intoxications endogènes, diabète, etc.

Peut-être faut-il comprendre dans ces auto-intoxications l'arthritisme qui se rencontre chez la plupart des neurasthéniques. Pour certains auteurs, l'hérédité neuro-arthritique n'est pas seulement une cause prédisposante, elle pourrait créer de toutes pièces l'état neurasthénique, sans qu'aucune des causes de la névrose intervienne, par le trouble profond imprimé à l'organisme. Il est même assez curieux à ce point de vue spécial d'opposer l'euphorie du tuberculeux à la tristesse de l'arthritique.

Surmenage intellectuel. — Les excès de travail intellectuel sont considérés, avec raison, comme une des causes les plus efficaces de l'épuisement nerveux. Il survient de préférence chez des sujets qui ont eu à fournir, en un temps donné, une trop grande somme de travail cérébral, tout en ayant à compter avec les soucis et les déboires de la vie journalière. Aussi la neurasthénie sévit, dans les professions qui entraînent l'homme à abuser de ses ressources intellectuelles et de ses forces physiques : ingénieurs, industriels, médecins, artistes, littérateurs, paient un large tribut à la maladie par suite de la lutte à outrance pour la conquête d'une situation.

La neurasthénie est aussi l'apanage de ceux qui préparent des examens et des concours. Le mode pathogénique de ceux-ci présente un caractère bien spécial. L'adjonction à un travail forcé qui donne de la peine, de la préoccupation d'une échéance fixe, d'une date en quelque sorte fatidique, qui décidera du succès d'une carrière, a une action très manifeste. L'effort pourrait être suffisant sans la préoccupation. Il s'agit déjà là en réalité d'un surmenage moral.

Surmenage moral. — Dans le domaine moral : les deuils, les longs chagrins, les amours contrariées, les déboires conjugaux, les remords, ainsi que les revers de fortune, les pertes de situation, les préoccupations d'ambition se rencontrent souvent parmi les causes de la neurasthénie.

C'est de même le surmenage moral qu'il faut incriminer dans l'action des maladies chroniques dans la pathogénie d'un état neurasthénique surajouté. L'état d'infériorité qu'elles déterminent laisse deviner leur rôle. Certaines affections sont au premier rang à cet égard : les maladies des voies digestives, celles des organes génito-urinaires en particulier. Les préoccupations, exagérées ou non, qu'elles inspirent, viennent renforcer leurs effets réguliers, comme nous le verrons à l'étude des formes associées.

En somme, toute situation difficile peut être la cause prochaine de la neurasthénie et l'action pathogénique dépend moins de la réalité pénible des idées sur celle-ci que de leur présence constante à l'esprit, qu'elles assiègent et tourmentent sans cesse.

Une étiologie bien particulière dans cet ordre d'idées est l'influence de la contagion. La vie en commun amène peu à peu une sorte de désenchantement, de découragement insurmontable chez ceux dont toute l'affection, toute la patience se dépensent près d'un autre neurasthénique, ou s'usent à raisonner en vain ou à sermonner en pure perte un mélancolique ou un hypocondriaque.

Un choc moral brusque, une frayeur intense et soudaine, par l'ébranlement psychique qu'ils déterminent, peuvent enfin se trouver à l'origine de la neurasthénie. Le rôle des traumatismes est particulièrement manifeste, dans les états d'épuisement nerveux développés chez des hystériques prompts à se suggestionner et chez les psychasthéniques prédisposés aux phobies et aux craintes d'avenir.

Profession, âge, sexe. — La neurasthénie s'observe dans toutes les classes de la société. Toutefois si on la trouve à l'hôpital, c'est surtout dans la clientèle de ville qu'on la rencontre sous ses divers aspects, chez des sujets qui travaillent plus de l'esprit que du corps.

La neurasthénie est plus fréquemment observée, à la période tourmentée de la vie, de vingt à cinquante ans, et surtout à la fin de cette période. Elle est plus rare avant la vingtième année et est inconnue dans l'enfance. Elle sévit peu, contrairement à ce qu'on entendra souvent dire, chez les écoliers, car le surmenage moral se produit seulement par des efforts de volonté dont les enfants sont incapables.

L'épuisement nerveux se rencontre chez les hommes comme chez les femmes. Il serait plus fréquent chez l'homme, qui porte d'ordinaire plus souvent que la femme le fardeau du travail et des préoccupations.

III. — SYMPTOMES

La diversité des troubles dont se plaignent les neurasthéniques, est telle que, pour s'y reconnaître, il convient de les passer d'abord successivement en revue dans un ordre un peu artificiel. La connaissance des signes principaux qui se retrouvent toujours plus ou moins nettement dans la neurasthénie nous permettra de mieux comprendre ensuite leurs diverses associations qui constituent les formes de la maladie.

Charcot, qui la concevait sur le plan de l'hystérie, distinguait les symptômes en stigmates physiques et psychiques. Ils sont tous en réalité plutôt d'ordre psychique, car ils sont plus subjectifs qu'objectifs.

1° CÉPHALALGIE

La céphalée fait rarement défaut dans la neurasthénie. Elle revêt souvent une intensité particulière et domine la scène morbide. Il y a pourtant des cas où elle paraît atténuée, par rapport à d'autres symptômes.

Les malades accusent le plus souvent tantôt une douleur sourde, continue ou lancinante, tantôt une lourdeur vague et profonde. Cette douleur n'est pas toujours étendue à tout le crâne, mais localisée en certains points : front, yeux, racine du nez, fosse temporale, nuque et occiput.

Ce symptôme est un de ceux qui inquiètent le plus les neurasthéniques et les sensations pénibles et variées qu'ils éprouvent sont traduites par une prolixité, une richesse d'expressions, qui revêtent un caractère tout individuel. C'est tantôt une impression de vide ou de corps flottant. ballottant dans le crâne, ou de liquide qui s'y déplace, tantôt une sensation de plénitude. La tête leur semble trop petite pour son contenu, leur cerveau bouillonne. Ils se plaignent d'une impression de constriction qui leur suggère un grand nombre de comparaisons : il leur paraît qu'une corde leur serre la tête, qu'ils portent un bonnet de coton trop serré, qu'ils ont la tête prise dans un étau. Parmi ces comparaisons, la plus caractéristique et la plus ordinaire est celle d'une coiffure trop lourde et trop serrée. C'est la céphalée en casque qui avait fait donner par Charcot à ces malades le qualificatif de « Galéati ».

Plus pénible d'ordinaire par sa persistance que par son intensité, elle est fatigante et obsédante, contribuant par cela même pour une grande part à la constitution de la fatigue psychique que nous étudierons plus loin.

Elle apparaît le matin au réveil ou mieux au lever. Elle s'atténue généralement pendant les repas, au moment où l'alimentation a lieu, mais revient avec une grande intensité pendant le travail de la digestion, elle s'exalte alors, s'accompagne de poussées de chaleur au visage, d'un sentiment de plénitude générale, d'un malaise très pénible. Elle se calme parfois vers la fin de l'après-midi avant le repas du soir, pour reparaître après lui, s'atténuer dans la soirée et généralement disparaître dans la nuit. Il est toutefois des malades qu'elle n'abandonne pour ainsi dire jamais, chez lesquels elle s'accroît sans cesse du matin au soir, forçant le patient à se coucher, éreinté de souffrir.

A côté des formes où la céphalée est continue, il en est d'autres où elle présente des alternatives de répit et d'exaspération, donnant lieu à de véritables paroxysmes.

La céphalée est le plus souvent diurne ; elle n'est jamais exclusivement nocturne comme dans la syphilis.

Le travail intellectuel, une conversation un peu prolongée, le bruit, les préoccupations la provoquent ou l'exaspèrent ; l'ingestion d'aliments et le sommeil la font disparaître ou l'améliorent. Dans la journée, quelques heures de sommeil suffisent parfois pour l'atténuer ou la dissiper ; par contre, un réveil prématuré dans la nuit la laisse persister et l'insomnie l'exagère.

Le phénomène subjectif céphalée s'accompagne parfois d'une hyperesthésie objective du cuir chevelu dont l'attouchement peut être insupportable. Parfois les paroxysmes se compliquent de sensation de vertige, de bourdonnements d'oreilles, de troubles de la vue, il s'y joint aussi fréquemment une raideur des muscles de la nuque. Les malades disent y percevoir des craquements pendant les mouvements de rotation de la tête. L'interprétation de ces craquements est loin d'être encore élucidée.

Ces troubles préoccupent singulièrement les malades, ils s'en plaignent amèrement au médecin et celui-ci doit appliquer sa main sur la nuque pour percevoir les craquements comme il doit sentir au front la sensation de chaleur qui s'en dégage.

La douleur peut s'étendre plus loin et de la nuque descendre aux épaules à la façon d'une chappe.

2° RACHIALGIE

A la céphalée, avec hyperesthésie du crâne, se joint un autre phénomène sensitif, de même ordre, en quelque sorte superposable : c'est la rachialgie. Parfois générale, s'étendant à toute la hauteur de la colonne vertébrale, elle est plus souvent localisée sous forme de plaques à la région sacro-lombaire et à la région cervicale.

D'ordinaire, les malades accusent, au-dessous de la région lombaire, à son union avec la portion sacrée, une sensation des plus pénibles, sorte de courbature, qui peut se limiter à cet endroit et s'étendre aussi aux régions fessières, irradiant jusqu'à la partie supérieure des membres inférieurs, comme la céphalée pèse sur les épaules.

De même que pour la céphalée, les sensations éprouvées peuvent varier. C'est parfois une impression de brûlure, de serrement, de pression, une simple gêne ou une douleur assez vive au niveau des apophyses épineuses. Les malades disent percevoir des sensations bizarres d'allongement ou de tassement, d'eau froide coulant le long de la colonne vertébrale, sur et sous la peau. Ces douleurs, quoique n'ayant pas le caractère lancinant des douleurs névralgiques, sont souvent accrues par la pression.

Elles peuvent s'exagérer dans les mouvements de la colonne vertébrale et par la station debout prolongée ou la marche.

Les mêmes phénomènes s'observent à la partie supérieure de la colonne cervicale, au niveau de la vertèbre proéminente, et la douleur s'allie ou se superpose aux craquements du cou.

Malgré que les malades indiquent nettement avec la main la localisation de leur douleur, à ce niveau la peau n'est d'ordinaire le siège d'aucun trouble objectif de la sensibilité ; tout au plus les apophyses épineuses présentent-elles parfois, comme nous l'avons dit, une légère hyperesthésie purement subjective à la pression. La gêne douloureuse est quelquefois intermittente et passagère, elle peut au contraire devenir continue et aussi tenace que la céphalée ou présenter enfin des alternatives d'exacerbation et de diminution. Souvent on note dans les membres inférieurs des sensations toutes particulières de faiblesse et d'engourdissement qui peuvent aller jusqu'à simuler la paraplégie, comme les douleurs lancinantes simulent le tabes. Les sphincters fonctionnent cependant d'une façon satisfaisante, les réflexes sont normaux des deux côtés.

Topoalgies. — Il existe encore dans la neurasthénie d'autres troubles sensitifs, localisés, désignés sous le nom de topoalgies. Les douleurs au thorax en imposent parfois pour une pleurésie. Elles prennent aux membres inférieurs les allures de sciatique, mais dans ce cas les caractères nets : points douloureux de Valleix, signe de Lasègue, font défaut. A la mâchoire on les a mises quelquefois sur le compte de lésions alvéolo-dentaires.

3° INSOMNIE

Si, comme nous venons de le voir, la douleur de tête cesse ou tout au moins s'atténue dans la majorité des cas, lorsque le sujet se met au lit, il ne s'ensuit pas cependant que le sommeil des neurasthéniques soit des meilleurs. L'insomnie est au contraire un de leurs plus fréquents attributs. Elle se présente de façon variable.

Après les repas, particulièrement après celui du soir, les neurasthéniques sont pris d'une grande lassitude, d'un besoin de dormir qui les porte à se coucher tôt et, aussitôt au lit, ils s'endorment profondément. Le sommeil est, le plus ordinairement, exempt de rêves et de cauchemars; mais il dure rarement plus de deux ou trois heures. Parfois le réveil se fait brusquement dans un état d'exaltation et d'anxiété; mais le plus souvent les patients se réveillent vers minuit ou une heure et alors commence pour eux une période d'insomnie des plus fatigantes. Si la douleur de tête a disparu ou reste au moins atténuée, ils demeurent cependant en proie à de nombreuses et pénibles impressions ; ils s'agitent, se retournent dans leur lit, ont des sensations de tension ou de crampes dans les membres; ils éprouvent des piqûres ou des démangeaisons généralisées. Aucune position n'est bonne. S'ils s'endorment quelques instants, appuyés sur leur bras, ils se réveillent avec un engourdissement qui les inquiète, ils redoutent une paralysie ; ils ne trouvent bientôt plus aucune attitude convenable pour dormir. S'ils sont complètement éveillés, leur esprit s'attache au moindre bruit : craquements des meubles, mouvements des voisins, aboiements des chiens, mais surtout aux différentes sonneries des horloges. S'ils demeurent dans un demi-sommeil, un travail cérébral demi-conscient, très pénible, s'installe, constitué par une succession d'idées confuses, tournant généralament dans le cercle des préoccupations diurnes. Leur esprit est harcelé par un défilé rapide d'images et de souvenirs vite associés et qu'ils ne peuvent réfréner.

Le sommeil dans ces conditions fait donc presque totalement défaut, il ne reparaît que le matin pour quelques heures, sous forme d'une torpeur rappelant celle qui a suivi le repas.

L'insomnie peut revêtir une autre forme dans laquelle les malades n'arrivent pas à s'endormir, quelle que soit l'heure du coucher. C'est ainsi que, sous l'influence du besoin impérieux de dormir qui suit le repas du soir, certains malades se couchent, mais, une fois au lit, ce sommeil qui semblait devoir survenir aussitôt, ne se montre pas. Ils attendent en vain de s'assoupir pendant des heures et la nuit presque entière se passe dans l'état d'agitation que nous avons décrit ; ils essaient de réciter des litanies monotones qui n'ont d'autre effet que de les tenir éveillés, ainsi que les réflexions pénibles sur leur état.

Avertis de ce qui les attend, ces malades retardent bientôt autant que possible le moment de se mettre au lit et ce n'est que brisés de fatigue qu'ils consentent à se coucher.

Comme dans la précédente forme, ils finissent par s'endormir le matin à l'heure du lever. Aussi lorsque le sujet se lève, sent-il sa tête lourde, est-il brisé, courbaturé. Ses idées confuses de la nuit, contre lesquelles il a lutté sans pouvoir s'en dégager, ont en effet la même action qu'un travail pénible. Ce sommeil n'est donc en aucune façon réparateur et l'insomnie, pénible en soi, prépare en outre de mauvais lendemains. Après une telle nuit le neurasthénique n'est pas très dispos pour le travail, d'autant qu'au moment où il met le pied à terre, la céphalée ne manque pas de reparaître si elle avait cessé ; de s'exagérer considérablement si elle était simplement atténuée.

Beaucoup de ces malades présentent des symptômes accessoires et qui n'appartiennent pas en propre à la neurasthénie ; ainsi, au moment du passage de la veille au sommeil, ils ressentent dans les membres inférieurs des secousses soudaines qui les réveillent.

L'insomnie peut s'amender au cours de la maladie. Elle persiste généralement des mois, rebelle à tout traitement. Elle peut, par son intensité, reléguer la plupart des autres signes au second rang, formant une forme monosymptomatique qu'il faut connaître.

Elle subit des recrudescences avec les émotions morales et les fatigues intellectuelles.

Les rêves ne semblent pas jouer dans le sommeil neurasthénique de rôle prépondérant, comme cela a lieu dans l'hystérie.

Au point de vue pathogénique, l'insomnie ne peut

être mise sur le compte de l'apathie physique, ne méritant pas un repos réparateur. Certains malades en effet, dans le but de dormir mieux, se livrent à des exercices violents et prolongés, ils n'en dorment pas davantage, au contraire.

4° ASTHÉNIE MUSCULAIRE

La fatigue générale, en rapports étroits avec les symptômes précédents, est un signe des plus communs chez les neurasthéniques. Ils sont d'ordinaire éreintés. Ils éprouvent une sensation continuelle de vague lassitude, qui s'exagère à propos de rien. Les malades sont obligés de s'asseoir en faisant leur toilette et mettent une heure pour s'habiller. La fatigue peut se localiser aussi à tel ou tel groupe musculaire, et survenir seulement à l'occasion de certains mouvements. La marche peut ainsi devenir presque impossible. Les malades éprouvent dans les membres inférieurs des raideurs douloureuses ; les jambes se dérobent sous eux.

Cette fatigue permanente et insurmontable qui les met dans l'impossibilité d'accomplir d'un trait tant soit peu prolongé les actes de la vie quotidienne, rend souvent impraticable aux patients l'exercice de leur profession. Ils sont bientôt obligés d'abandonner leur besogne et mis ainsi dans l'impossibilité de gagner leur vie.

La fatigue est d'ordinaire plus manifeste au réveil ; les malades sont aussi exténués que s'ils ne s'étaient pas couchés. Ils expriment volontiers cet état par cette phrase : « Je suis plus fatigué au moment où je me lève, que lorsque je me mets au lit. » La fatigue peut survenir par véritables crises à l'occasion de causes déprimantes morales.

Tremblement. — En dehors des crampes douloureuses, l'asthénie musculaire se manifeste aussi par des secousses fibrillaires et du tremblement.

Ce tremblement est un des rares phénomènes objectifs observés chez les neurasthéniques. Il est menu, vibratoire, à petites oscillations brèves et rapides et presque toujours généralisé, affectant à la fois les membres supérieurs et les membres inférieurs. Il a donc de grandes analogies avec le tremblement hystérique et celui de la maladie de Basedow.

La langue peut ne pas échapper à ces vibrations qui gagnent parfois les lèvres et déterminent alors de légers troubles de l'articulation des mots, dont on devra tenir compte dans le diagnostic toujours difficile de la neurasthénie avec la paralysie générale au début.

Réflexes. — Les réflexes chez les neurasthéniques sont rarement augmentés. Ils sont normaux ou diminués, mais le plus souvent égaux.

5° ÉRÉTHISME NERVEUX

Il paraît surprenant que, dans une maladie dépressive, on puisse parler d'éréthisme nerveux. Celui-ci fait cependant partie des caractères fondamentaux de la maladie, ainsi que l'indique le qualificatif de faiblesse irritable qui lui est souvent donné. Il résulte de l'impressionnabilité anormale des sujets, d'une sorte d'hyperesthésie générale physique et psychique, plus ou moins vive, mais toujours appréciable. Cette excitabilité nerveuse générale est due à l'abolition par fatigue des facultés d'inhibition.

L'éréthisme nerveux est surtout manifeste dans l'atteinte des opérations psychiques, comme nous le verrons ; il se retrouve toutefois dans l'analyse de tous les symptômes et dans la synthèse de ceux-ci en syndrome : l'insomnie entretient l'excitabilité nerveuse et réciproquement l'une et l'autre sont influencées par les troubles de la nutrition qui en même temps les aggravent.

6° VERTIGE

Les neurasthéniques sont sujets à un vertige un peu spécial. C'est un sentiment pénible d'instabilité réelle ou subjective, intermittent, quelquefois continu.

Il apparaît tantôt à jeun, tantôt au moment de vives sensations de faim, tantôt enfin après le repas, au milieu d'une crise dyspeptique. D'ordinaire cependant, comme cela se passe pour presque tous les autres symptômes, il se calme avec l'alimentation pour reparaître dans l'intervalle des repas ; il disparaît généralement dans la soirée et n'existe plus pendant le repos au lit.

Chez certains malades, il s'agit de véritables crises vertigineuses ; il y a de l'obnubilation de la vue, des bourdonnements d'oreilles, une sensation de vide cérébral. Le malade voit les objets se déplacer autour de lui, il a une sensation de poussée en avant ou en arrière, d'entraînement latéral ou giratoire ;

le sol paraît se soulever pour ensuite s'abaisser.

Ces troubles s'accompagnent d'angoisse et de palpitations, de signes de fausse angine de poitrine et de sensation de mort imminente ou de douleur sourde à l'épigastre. L'accès ne dure d'ordinaire que quelques minutes ; il reste après lui un accablement et un émoi qui se dissipent rapidement.

Le plus ordinairement le vertige se réduit à une simple sensation d'instabilité sur les jambes et de manque de direction ; le neurasthénique se cogne involontairement aux meubles et aux portes, comme l'ataxique au début. Dans d'autres cas, un voile s'étend devant les yeux, tout est gris et terne, il existe dans le champ visuel des taches noires, des mouches volantes ; les objets rapprochés ou éloignés se confondent dans un même plan ; ces troubles sont en rapport avec l'asthénopie accommodative qui paraît favoriser l'existence de cet état vertigineux.

Le vertige ne manque pas de s'exagérer, lorsque les malades veulent sortir et vaquer à leurs occupations. Il les pousse à raser les murailles et à suivre les maisons ; il les porte à fuir la traversée des grandes places. Il faut cependant bien le différencier des angoisses de l'agoraphobie.

Le vertige neurasthénique n'a pas la soudaineté, la brusquerie du vertige de Ménière. Le vertigineux neurasthénique ne tombe jamais, ne vomit pas. Les bruits d'oreilles n'ont pas l'intensité de ceux observés dans le vertige d'origine auriculaire ; l'examen de l'oreille est d'ailleurs négatif.

La coïncidence fréquemment notée de troubles digestifs a fait chercher à ce vertige une origine gastrique, mais on trouve des vertiges très intenses chez des neurasthéniques qui n'ont pas de troubles dyspeptiques. Il peut être d'origine gastrique, circulatoire ou même toxique, mais en tous cas il est d'origine corticale et dérive de l'anxiété psychique plus souvent qu'il ne la provoque. Peut-être pourrait-on penser qu'il s'agit d'un affaiblissement nerveux de l'appareil de l'orientation et de l'équilibre, étant donnée la coexistence fréquente de troubles visuels et auditifs.

7° TROUBLES SENSORIELS

Troubles visuels. — Les troubles oculaires sont, comme les autres, purement subjectifs; ils consistent en battements ou contractions pénibles des paupières, en hyperexcitabilité visuelle, allant jusqu'à la photophobie, en mouches volantes et surtout en asthénopie accommodative. Celle-ci est intermittente ou continue, elle se produit quand le malade se livre à un travail nécessitant une application soutenue de la vue : broderie, lecture. Dans ces cas, l'œil se fatigue vite et, au bout d'un temps variable, la vue se trouble, les yeux s'emplissent de larmes, le patient éprouve des picotements et une sensation de tension pénible des globes oculaires qui sont douloureux à la pression, le tout bientôt suivi de confusion dans les images visuelles.

L'asthénopie des neurasthéniques paraît devoir être mise sur le compte de l'asthénie musculaire de l'accommodation. Elle se produit bien plus fréquemment à la vérité chez des neurasthéniques atteints de malformations oculaires et la correction de ces malformations l'amende d'une façon notable, mais, l'anomalie corrigée, elle n'en persiste pas moins.

Les pupilles sont d'ordinaire égales, souvent un peu dilatées et légèrement paresseuses à la lumière.

L'examen à l'ophtalmoscope montre que les milieux de l'œil sont normaux, la rétine a sa couleur et ses contours ordinaires. Rien ne permet donc de ce côté de penser à une affection organique du système nerveux.

Troubles auditifs. — On observe du côté de l'audition, des phénomènes du même ordre que ceux que nous venons de voir pour la vision.

Il y a hyperexcitabilité des organes auditifs et hyperacousie. Les malades ont une sensibilité excessive, même aux bruits peu intenses. Ils se plaignent de bruissements, de tintements, de bourdonnements d'oreilles. Les battements de leurs artères sont sentis et les incommodent. Comme pour la vue, il y a absence de toute lésion à l'examen otitique.

8° TROUBLES VISCÉRAUX

Aux troubles sensoriels et à ceux de la sensibilité générale, à l'insomnie, à l'épuisement musculaire, se joignent des perturbations de divers ordres du côté des viscères ou mieux des grandes fonctions viscérales de l'économie.

Troubles gastriques. — Voyons, en premier lieu, les troubles des fonctions digestives, qui sont les plus communs. Il n'est guère de neurasthénique qui n'attribue tout ce qu'il éprouve à sa dyspepsie, à sa constipation, et le spécialiste d'abord consulté est celui qui s'occupe des fonctions gastriques.

Ce qui prédomine en effet chez le neurasthénique, c'est la lenteur et la difficulté de la digestion. Il s'agit là de dyspepsie par atonie gastro-intestinale ou nervo-motrice.

Le matin, avant de se lever, le neurasthénique ressent au niveau du creux épigastrique des tiraillements douloureux; il éprouve dans le ventre des tranchées et des gargouillements qui s'entendent à distance. Lorsqu'il se lève, la langue, qu'il inspecte souvent, est sale, la bouche pâteuse, amère, l'appétit souvent aboli. Cependant le petit déjeuner du matin, ordinairement bien toléré à cause de sa facile digestion, procure du soulagement; il calme les sensations douloureuses et amène une sédation marquée de l'état général. Si le deuxième déjeuner tarde trop, les tiraillements au creux de l'estomac reparaissent, les bâillements se montrent, une sensation de faiblesse envahit l'individu. Le neurasthénique, en effet, est un épuisé, qui a sans cesse besoin de réparer ses forces et pour cela de s'alimenter. C'est pourquoi chez lui l'appétit est généralement remplacé par une sensation de besoin qui doit être vite satisfaite.

Les fonctions digestives sont particulièrement laborieuses chez ces malades et s'effectuent toujours au détriment de l'état général. On comprend dès lors que ce soit surtout après le repas de midi, après le grand repas, celui où les aliments ont été absorbés en quantité relativement considérable, que se montrent les troubles dyspeptiques si fréquents chez les neurasthéniques. Le soulagement, le bien-être, habituellement causés par l'alimentation est à ce moment de courte durée. Presque au sortir de ce repas, en réalité toujours trop copieux pour la puissance digestive de leur estomac, les malades sont envahis par un sentiment de réplétion générale, de lourdeur tant physique que psychique qui les pousse à dormir. L'épigastre devient douloureux, le ventre est légèrement ballonné, les malades sont obligés de desserrer leurs vêtements, d'enlever leur corset.

Après quelques heures passées dans les malaises d'une digestion laborieuse, le neurasthénique éprouve du soulagement. Il se sent mieux, car l'absorption des matériaux introduits dans le tube digestif a remonté momentanément ses forces; mais la digestion est à peine terminée que le besoin d'aliments se fait de nouveau sentir. Il se trouve, de ce fait, dans la situation pénible d'un individu qui doit sans cesse s'alimenter et éprouve les plus grandes peines à digérer les aliments une fois qu'ils sont ingérés.

Le goûter de cinq heures, toujours peu copieux, de même que le petit repas du matin, le soulage véritablement et le meilleur moment de la journée est généralement pour lui celui qui précède le dîner, qu'il retarde d'ailleurs toujours volontiers. Il le redoute parce qu'il sait que sous l'influence des lenteurs de la digestion surviendra ce besoin de dormir, avec poussées de chaleur au visage qui le forcera à se mettre de bonne heure au lit où il connaîtra bientôt l'insomnie. Pendant la nuit, quand il se réveille, il éprouve aussi des sensations gastriques pénibles du même ordre.

Le tableau général, que nous venons d'esquisser, pour être le plus habituel, n'est pas toujours absolument le même, aussi distingue-t-on d'ordinaire une forme légère et une forme grave de la dyspepsie neurasthénique.

La forme légère est à peu près celle que nous avons décrite.

Dans la forme grave, les mêmes troubles se retrouvent, mais l'anorexie est plus complète ; il y a des vomissements, de la diarrhée. L'atteinte profonde de la nutrition se traduit par de l'amaigrissement, de la pâleur de la face, de la dépression accentuée des forces, un aspect cachectique qui fait parfois penser à un cancer de l'estomac ou de l'intestin.

Alors que dans la forme légère, l'élément capital est un trouble de l'innervation motrice fonctionnel, dans la forme grave, la dyspepsie n'est plus seulement un symptôme relevant de l'épuisement nerveux général, mais elle joue un rôle capital dans l'évolution de la maladie qu'elle aggrave et prolonge.

Quelle est la nature de la dyspepsie que l'on rencontre habituellement chez les neurasthéniques? Les troubles atoniques, que nous avons décrits, avaient fait penser d'abord que l'état neurasthénique lui-même était sous la dépendance directe d'une dilatation de l'estomac, de fermentations intestinales, que la maladie prenait sa source dans une auto-intoxication de l'individu. A notre avis, dilatation et fermentation sont secondaires, elles peuvent d'ailleurs manquer et s'il est indéniable cependant que les troubles digestifs existent dans un grand nombre de cas, il ne faut pas pour cela les placer au premier plan, leur attribuer une importance pathogénique qu'ils ne possèdent pas en réalité. Les troubles gastro-intestinaux résultent de l'atonie générale des fonctions viscérales. Une preuve de ce fait est que, dans la plupart des cas, on voit les troubles gastriques s'amender par un simple régime substantiel, en dehors de tout médicament gastrique et disparaître à mesure que l'état nerveux général sur lequel on fait porter la thérapeutique, redevient normal.

Dans la neurasthénie, à moins d'association morbide, il n'y a pas de maladie gastrique ou intestinale à proprement parler, l'estomac et l'intestin participent à la dépression, à l'asthénie générale de toutes les fonctions.

Les crises aiguës n'ont souvent que la valeur d'un paroxysme au même titre que l'angoisse.

Troubles intestinaux. — Les perturbations digestives ont naturellement leur contre-coup sur les fonctions intestinales. Le ballonnement du ventre est à mettre en partie sur le compte de la dilatation du gros intestin.

Les neurasthéniques ont des borborygmes et les gaz sont abondants. L'irrégularité des garde-robes est un symptôme fréquent. On note, dans certains cas, une constipation vraiment opiniâtre, mais plus souvent encore, celle-ci alterne avec de la diarrhée.

Les aliments sont insuffisamment digérés, les

selles très odorantes, parfois décolorées ou au contraire très bilieuses, en concordance avec des alternatives d'acholie et d'hypercholie, le foie participant à ces irrégularités fonctionnelles. Enfin il est fréquent d'observer chez ces malades les manifestations toujours si tenaces de l'entérite muco-membraneuse.

Si cette entérite muco-membraneuse n'appartient pas en propre à la neurasthénie, elle en complique souvent et très désagréablement l'ensemble symptomatique. Quand, chez ces malades, on voit après une période de constipation survenir un tympanisme douloureux avec sensibilité plus exquise aux angles du côlon, s'accompagnant parfois de poussées fébriles, il convient d'examiner les selles. Celles-ci se montrent recouvertes d'une sorte d'enduit gras et glaireux, comme enveloppées de lambeaux de peau, qui ne sont en réalité que de simples sécrétions de l'intestin ; d'autres fois elles sont plus diarrhéiques, et on trouve mélangés aux matières, des glaires, du sang et des fausses membranes.

Ces signes intestinaux préoccupent considérablement les malades.

On comprend que l'état général se ressente de ces troubles dans la digestion et l'absorption des matières alimentaires ; la nutrition devient languissante. Après une période plus ou moins longue où l'embonpoint est conservé, on voit se manifester un amaigrissement réel, même considérable, les traits sont tirés, le facies terreux, les forces diminuées.

Troubles cardio-vasculaires. — La tension artérielle est habituellement faible chez les neurasthéniques. Elle se trouble en réalité sous l'influence des causes les plus banales en apparence. Alors qu'elle s'était déprimée dans l'intervalle des repas, sous l'influence de la digestion, elle s'exagère considérablement et cette exaspération se traduit par des bouffées de chaleur au visage, des battements des artères céphaliques, il existe des frissons erratiques, les pieds sont habituellement froids et se réchauffent difficilement. Il se produit aussi, parfois, de véritables crises intermittentes de chaleur et de frissons.

Le cœur s'associe au déséquilibre général de toutes les fonctions de la vie organique. Les troubles douloureux, du côté de l'organe central de la circulation, se présentent soit sous forme de palpitations habituelles ou intermittentes en rapport avec une émotion, un effort, soit sous forme de tachycardie, de paroxysmes ou de fausse angine de poitrine. Ils ne manquent pas d'inquiéter beaucoup les malades et leur entourage. L'angor pectoris des neurasthéniques, bien que d'essence dynamique, revêt en effet souvent les allures des troubles cardiaques d'origine organique. L'angoisse précordiale, les irradiations douloureuses dans le bras gauche, la poitrine serrée dans un étau, tout y est. Mais à l'inverse de ce qui existe dans l'angoisse vraie, le pouls, au lieu d'être petit, presque insensible ou même intermittent, demeure ample, plein et régulier ; les battements du cœur sont forts, violents, mais bien frappés, les palpitations sont en quelque sorte aussi régulières. Ces accès ne présentent en réalité, malgré leur aspect terrifiant, aucun danger, mais ils exagèrent considérablement l'état d'excitation des patients.

Troubles pulmonaires. — Les troubles pulmonaires sont d'ordinaire peu accusés. Quand il en existe, ils sont de même nature que les troubles cardiaques. Ils consistent en des crises d'oppression et d'étouffement et sont en rapports étroits avec l'asthme nerveux.

Troubles génitaux. — Les fonctions génitales des neurasthéniques se ressentent, elles aussi, de la dépression générale de l'organisme.

Le coït peut encore s'accomplir, mais presque toujours il est suivi d'un sentiment de fatigue extrême, de l'exagération douloureuse de la plaque sacrée, de la céphalée. Aussi ces sensations conduisent-elles assez rapidement ces malades à l'inappétence sexuelle.

D'autres fois encore, les neurasthéniques sont tourmentés par des érections nocturnes très tenaces et très fatigantes auxquelles le coït ne remédie en aucune façon. Ces érections s'accompagnent de pollutions qui s'ajoutent, par la perte du phosphore génital, à la faiblesse nerveuse générale en l'exagérant. Parfois aussi le coït est incomplet, trop rapide, l'éjaculation suivant presque aussitôt l'érection.

Le plus souvent, les neurasthéniques ont des érections quand ils sont seuls ; celles-ci manquent ou tombent, au moment d'une tentative de coït, d'autres ont des éjaculations sans érections.

Ces cas ont pu en imposer pour des affections

organiques de la moelle épinière ; mais la frigidité génitale des neurasthéniques vient rarement par défaut de désirs ou par impuissance vraie ; il s'agit en réalité d'une distraction, qui les fait méditer au bon moment sur l'absence d'érection et l'humiliation qui peut en résulter. Le chagrin des échecs génitaux amène, dans la suite, des mécomptes successifs provenant d'une véritable phobie paralysante.

Ces troubles génitaux ont une répercussion très intense sur l'état mental des malades, ils s'en plaignent amèrement au médecin et leur cherchent des causes aussi variées qu'inexactes. Ils mettent leurs échecs sur le compte de masturbation à l'école ou plus tard ; ils accusent de prétendus excès de coït. L'intégrité des organes montre le caractère dynamique de ce symptôme, ainsi que la possibilité d'érection d'une part, d'éjaculation d'autre part.

Chez les femmes, on observe parfois des douleurs utérines, particulièrement marquées à la période des règles. Elles sont liées souvent à la production et à l'expulsion de fausses membranes, réalisant l'ensemble clinique de la dysménorrhée membraneuse. Bien des neurasthéniques courent les consultations gynécologiques ; quelques-unes ont des lésions bénignes et la préoccupation qu'elles en ont est singulièrement augmentée par les examens, pansements ou interventions.

Troubles urinaires. — Les fonctions urinaires participent aussi au tableau clinique. Les malades accusent parfois des envies fréquentes d'uriner sans polyurie.

Les urines, d'ordinaire claires, limpides, véritables urines nerveuses, sont abondamment excrétées ; mais dans les intervalles de cette polyurie le liquide urinaire est peu abondant, chargé, riche en couleur. Le taux de l'urée est généralement faible, bien qu'il se fasse aussi de véritables décharges azotées. Par contre, il existe presque constamment une phosphaturie très marquée, qui indique une élimination exagérée des éléments dont le système nerveux a besoin, pour assurer son fonctionnement régulier.

En dehors de ces particularités, dans les cas non compliqués, il n'existe ni sucre, ni albumine dans les urines.

9° ÉTAT MENTAL

L'épuisement qu'on observe à des degrés divers mais d'une façon constante, dans les fonctions organiques, se retrouve dans les fonctions cérébrales des neurasthéniques. Leur état psychique est très important à connaître, il constitue en somme le tableau clinique de la fatigue plus ou moins générale des facultés pensantes.

Mais un caractère distinctif spécifie au premier chef l'état mental du neurasthénique, c'est que de ses facultés atteintes, aucune d'elles n'est, à proprement parler, ni pervertie, ni annihilée. Si le neurasthénique veut faire un effort, il est capable, au moins pour un instant, de recouvrer sans lacunes la plénitude de ses fonctions intellectuelles.

Les premiers troubles qu'il accuse sont des troubles de la perception et de la mémoire. Il se plaint que sa perception est incertaine. Il lit des pages entières sans comprendre. Il ne peut coordonner ses idées ni en diriger le cours. Les objets, même intéressant son métier ou sa profession, lui deviennent étrangers. Sa mémoire est paresseuse et infidèle, surtout pour les faits récents ou postérieurs au début de la maladie.

Il n'y a pas cependant amnésie proprement dite ; le trouble consiste en une défectuosité dans l'évocation spontanée des noms propres, des dates, des faits. Il n'y a pas non plus en fait de troubles de perception, mais les malades sont souvent distraits, parce que leur attention est sujette à des défaillances ou que, préoccupés de quelque idée pénible, leur esprit reste indifférent ou même étranger à l'objet présent. Ils ne peuvent fixer leur esprit ou ne le font qu'avec effort et fatigue ; la pensée s'accroche à des points secondaires, à des images étrangères à l'objet médité ou se perd dans une vague rêverie. Ils éprouvent une grande difficulté à rédiger un travail ou à soutenir une conversation tant soit peu prolongée ; la fatigue arrive vite, ils cherchent leurs mots et quelquefois s'interrompent ayant perdu le fil du discours. Si les malades s'efforcent de tendre leur attention, ils se sentent bientôt impuissants, et se lassent de nouveau de coordonner leur pensée, de diriger le cours de leurs réflexions.

Leurs associations d'idées sont souvent capricieuses, leur raisonnement et leur jugement incertains ; ils deviennent rapidement des hésitants, des douteurs incapables de prendre une décision.

L'affaiblissement des facultés psychiques se manifeste donc également par un amoindrissement de la volonté. Le relâchement de la volonté, l'aboulie, est même un des signes les plus caractéristiques de l'état mental neurasthénique. Alors que le passage de la conception à son exécution, chez l'individu normal, se fait d'ordinaire sans trop de peine, chez le neurasthénique il ne peut s'exécuter sans effort et cet effort qu'il doit fournir à chaque instant, le malade se sent dans la presque impossibilité de l'entreprendre. Cette incapacité de se décider va jusqu'à l'impuissance de s'occuper des choses de la vie même les plus simples ; les lettres traînent des mois sans réponse sur le bureau du commerçant ; la ménagère ne peut choisir quelque chose dans un magasin.

La sensibilité tour à tour émoussée ou excitée, les perceptions défectueuses, imprécises, le sentiment d'une déchéance de leurs facultés et notamment de leur insuffisance d'énergie volontaire coïncidant avec le fait que le raisonnement reste juste, font enfin naître dans l'esprit des neurasthéniques d'autres préoccupations.

Les malaises, les sensations pénibles, persistantes ou bizarres qu'ils éprouvent amènent des craintes, d'ailleurs le plus souvent injustifiées, d'ordre hypocondriaque. Elles se traduisent par de simples inquiétudes exagérées ou sans fondement. L'idée hypocondriaque se réduit à des préoccupations sur les causes, la nature, les conséquences, des sensations diverses éprouvées par les malades. Elle paraît dépendre de l'état cénesthésique particulier de caractère hyperesthésique et pousse les patients à s'occuper de leur santé plus qu'il ne conviendrait. Cet état d'esprit garde un caractère de vague, d'incertitude et constitue moins une véritable conviction qu'une appréhension, une crainte. Ils se jugent atteints de maladies organiques graves du cerveau, de la moelle, de cancers viscéraux, ou croient être sur le point de devenir aliénés.

Ils se désespèrent, mais, fait important, leur croyance à cet égard est d'ordinaire peu profonde. Les malades sont accessibles au raisonnement. Il y a place dans leur esprit pour la discussion, ils se laissent même aisément convaincre de l'inanité de leurs terreurs et ne demandent qu'à être rassurés. Quelques paroles autorisées, une affirmation nette et formelle suffisent d'ordinaire à les réconforter pour un temps plus ou moins long.

D'autre part, le neurasthénique se rend un compte exact de son incapacité à prendre une décision, de son impuissance à réagir contre la dépression psychique dans laquelle il se trouve. Il s'en rend compte et s'en afflige et c'est même cette conscience exagérée de son état, qui le plonge dans la tristesse. S'abandonnant alors complètement à sa dépression mentale, restreignant autant que possible et volontairement son champ d'activité psychique, il devient souvent indifférent, au moins en apparence, et apathique. Si, au contraire, comme il arrive dans quelques cas, l'émotivité du malade est grande, il est pris en face des excitations ordinaires du dehors d'une sorte de malaise inquiet. L'effort de réaction, qu'il donne, restant disproportionné avec l'incertitude, qui l'a fait naître et surtout avec le résultat qu'il sait devoir en obtenir; il s'angoisse.

Sur ce fond de dépression cérébrale, de tristesse

et d'apathie, on voit enfin surgir parfois des poussées d'exaltation, des crises d'humeur ou de colère; ainsi se justifie le terme de faiblesse irritable qu'on donne à l'état neurasthénique. Ces crises se déclarent le plus souvent sous des influences futiles (bruits, contrariétés, époques des règles, pression barométrique) ; les moments d'excitation sont d'ailleurs d'autant plus brefs qu'ils ont été plus intenses ; la crise passée, le neurasthénique retombe épuisé dans sa torpeur, honteux de son emportement.

La tristesse n'est d'ailleurs pas l'état constant des neurasthéniques ; la plupart de ces malades ont des heures, des journées heureuses, où leur équilibre moral se trouve momentanément rétabli et où leur cerveau semble récupérer toute son activité et son énergie.

Les phases d'euphorie psychique comme les phases d'excitation apparaissent sous l'influence de causes multiples : repas, état atmosphérique, événement heureux, idée réconfortante, action stimulante thérapeutique.

Dans les cas légers et à la phase initiale d'une neurasthénie grave ou moyenne, les troubles mentaux ne sont qu'à l'état d'ébauche. L'activité cérébrale est encore suffisante et le malade est capable de triompher des défaillances de sa volonté. Par un coup de collier il surmonte sa lassitude, il utilise les heures favorables de la journée, il fournit encore, de cette façon, la somme de travail nécessaire à sa profession ; mais à la longue, la dépense psychique peut prendre la valeur d'une véritable déchéance morale et l'on voit alors un homme jadis énergique et actif, renoncer à toute entreprise.

Signalons enfin, pour être complet, à côté de l'état mental simple des neurasthéniques, dans lequel l'idée fixe pathologique garde son caractère d'idée admise par le patient, des idées obsédantes. Ces accidents épisodiques, d'ordinaire vagues, incomplets, transitoires, ont le caractère habituel des obsessions qui s'imposent à l'esprit en parasites, en discordance avec lui. Ces obsessions neurasthéniques surviennent d'ordinaire à la longue, très fréquemment à l'occasion d'un état d'infection, de surmenage. Elles sont habituellement basées sur le fond d'inquiétude et entretenues par des sensations subjectives réelles. Elles constituent des états parfaitement curables. Ce ne sont que des paroxysmes de l'état neurasthénique, au même titre que des crises aiguës d'accidents gastriques par exemple.

IV. — LES NEURASTHÉNIQUES

Nous venons de passer en revue et d'étudier en détails les symptômes qui trahissent d'ordinaire l'épuisement nerveux. Mais il faut opposer ici, comme pour tout état morbide, la maladie aux malades.

Les signes étudiés ne se trouvent pas au complet dans tous les cas, ils s'associent différemment, quelques-uns aussi dominent les autres et prennent une importance considérable. L'épuisement nerveux peut se trouver préparé par des conditions antérieures ou héréditaires. Il peut y avoir des associations de l'épuisement nerveux à d'autres états morbides nerveux eux-mêmes ou organiques d'autre nature. Tout cela constitue autant d'aspects différents de la maladie, des formes cliniques, dont on doit connaître les principales.

Après l'étude de la neurasthénie, il nous faut apprendre à connaître les neurasthéniques.

1° FORMES DE LA NEURASTHÉNIE PROPREMENT DITE

1° **Neurasthénie cérébrospinale.**— La forme commune dite neurasthénie cérébrospinale est celle dans laquelle se trouvent plus ou moins au complet les troubles cérébro-spinaux et viscéraux que nous avons décrits, sans prédominance à proprement parler de l'un d'eux.

2° **Neurasthénie cérébrasthénique.** — Il est des

malades chez lesquels soit par un état de prédisposition, soit par l'excès de fatigues cérébrales les signes d'affaissement nerveux portent principalement sur les fonctions intellectuelles.

A côté des symptômes mentaux, on en trouve également d'autres en quelque sorte céphaliques : céphalée, insomnie, vertiges, troubles de la vue ; ces malades ont été appelés cérébrasthéniques (1).

Les troubles qu'ils présentent sans être aussi prononcés, aussi durables que ceux que l'on observe chez les malades étiquetés autrefois : dégénérés avec obsessions et phobies, puis neurasthéniques héréditaires, depuis, psychasthéniques, ont cependant une intensité très spéciale.

L'état d'inquiétude, de préoccupation constante, se révèle par l'habitus, la physionomie. Ces malades sont graves ; le front inquiet, l'air sombre, ils parlent volontiers de leurs maux et cela avec une éloquence interminable. Tout au monde, en réalité, pourrait leur devenir indifférent, s'ils ne tenaient à mettre au courant de leurs tortures, ceux qui les touchent. Ils ressassent avec soupirs et gémissements les mêmes récits de malaises inexprimables, de douleurs intolérables, d'angoisses indéfinissables.

Lorsqu'un neurasthénique de ce genre va consulter le médecin, il a tant de choses à dire qu'il ne sait souvent par où commencer. L'exposé et le récit qu'il

(1) Nous conservons cette appellation, mauvaise au point de vue étymologique, pour éviter une confusion avec le terme psychasthénique qui, à notre avis, désigne autre chose que la forme psychique de la neurasthénie.

fait de sa maladie est absolument dénué de méthode et d'esprit de suite. Il voudrait tout dire à la fois. Deux préoccupations le hantent surtout : c'est d'abord de ne rien omettre des multiples sensations qu'il éprouve ; pour cela il emporte une auto-observation écrite d'avance et qu'il suit de l'œil. Chaque ligne est le sujet d'un commentaire interminable, il a sans cesse quelque chose à ajouter ; tout cela se presse dans un désordre significatif et le médecin a souvent beaucoup de peine à obtenir qu'il épuise un sujet, avant d'en entamer un autre.

Une seconde préoccupation de ces neurasthéniques est la crainte que le médecin ne saisisse pas bien la nature de leur maladie ; personne ne peut souffrir comme eux, ils sont certainement des exceptions et des cas extraordinaires, ils craignent qu'on ne se doute pas de l'intensité, de la continuité de leurs maux ou qu'on ne les prenne pas au sérieux.

Il fréquentent les consultations médicales, et achètent des livres de médecine, ce qui, vu leur ignorance en la matière, contribue à augmenter leurs inquiétudes. Ils se croient perdus, gâteux, ramollis, etc.

Cette forme rentre bien dans la neurasthénie et par l'association à l'état mental, des autres signes : céphalée, etc., et par le caractère de curabilité de l'affection.

Ces malades sont très différents de ceux que nous étudierons au diagnostic : les psychasthéniques. Les troubles qu'ils accusent sont liés le plus souvent à un malaise général véritable de l'individu qui se sent malade et redoute de le devenir plus encore.

3° **Neurasthénie myélasthénique.** — Des troubles mentaux atténués avec au contraire des réactions médullaires nettes constituent la forme dite myélasthénique. Chez les malades de ce genre, existent la rachialgie, les sensations de courbature, de faiblesse, d'engourdissement des membres inférieurs ; il s'y adjoint souvent des troubles viscéraux de la sphère génito-urinaire principalement.

4° **Neurasthénies monosymptomatiques.**— Il a été décrit dans la neurasthénie des formes monosymptomatiques. Il s'agit dans ces cas de douleurs persistantes, localisées à des régions variables, mais pas en rapport avec des territoires anatomiquement ou physiologiquement délimités (topoalgies).

5° **Neurasthénies avec prédominance des troubles sur un appareil.** — A ces formes on peut rattacher celles où les troubles portent presque uniquement sur un appareil, telles : la forme gastrique où prédominent les troubles de la dyspepsie atonique ; la forme intestinale avec le tympanisme, les alternatives de diarrhée et de constipation, l'entérocolite pseudomembraneuse ; leur combinaison en forme gastro-intestinale ; la forme cardiaque avec ses palpitations et la fausse angine de poitrine; la forme génitale avec la préoccupation d'excès génésiques anciens ou actuels, les pollutions nocturnes, le priapisme ou la frigidité sexuelle.

2° NEURASTHÉNIES SECONDAIRES OU ASSOCIÉES A UN ÉTAT ORGANIQUE.

En regard de l'épuisement nerveux en quelque sorte primitif, bien que nous n'en ignorions pas les causes, il est des états neurasthéniques qu'on peut qualifier de secondaires.

Dans des cas nombreux l'état neurasthénique se trouve en effet masqué par une autre affection qui en réalité a présidé à sa naissance, l'entretient et au compte de laquelle on porte tous les phénomènes observés alors qu'on devrait les en distraire pour les attribuer très légitimement à l'épuisement nerveux. C'est ainsi qu'on a souvent à faire la part qui revient à la neurasthénie, dans la symptomatologie de certaines maladies chroniques organiques affectant particulièrement le système nerveux.

1° **Neurasthénie et tabes.** — Il est bien peu d'ataxiques qui, à un moment donné, ne tombent pas dans l'état neurasthénique. La genèse en est des plus simples, c'est la préoccupation morale qui est la cause de la chute d'un organisme déjà fatigué par la maladie. Se savoir impotent pour toujours, souffrir en plus de douleurs cruelles qui abattent l'énergie physique, est bien fait pour susciter l'apparition des phénomènes neurasthéniques. La preuve de l'existence de cet état est que sous l'influence réconfortante de l'application heureuse d'une nouvelle méthode de traitement, on voit s'amender immédiatement nombre de symptômes, appartenant bien plus à l'état d'affaissement nerveux proprement dit qu'au tabes.

Ce que nous venons de dire du tabes, s'applique aussi bien à la paralysie agitante, au rhumatisme chronique osseux progressif et à beaucoup d'autres affections capables, en déprimant à la fois le moral et le physique, d'ouvrir largement la porte à l'épuisement nerveux. Il naît ainsi un complexus morbide dont il est nécessaire d'avoir appris à connaître tous les éléments de constitution.

2° **Neurasthénie des dyspeptiques et des urinaires.** — A côté de ces formes où deux états nerveux se surajoutent, il y en a d'autres où l'état d'épuisement nerveux vient compliquer des affections organiques extra-nerveuses, telle la neurasthénie des dyspeptiques ou des urinaires. Ces formes sont à différencier de celles décrites plus haut, où les troubles cardiaques, les troubles dyspeptiques et les troubles génito-urinaires, d'ordre neurasthénique, prennent une place tellement prépondérante, que tous les autres accidents semblent en dériver.

Deux combinaisons de ce genre sont plus particulièrement intéressantes parce que les symptômes se retrouvent dans la maladie causale comme dans la symptomatologie habituelle de la neurasthénie, ce sont les formes associées dyspeptique et génitale.

Dans la première il existe des troubles du chimisme gastrique, constatés après repas d'épreuve : hyperchlorhydrie, hypochlorhydrie avec stase, avec ou sans hyperacidité de fermentation. Il s'y ajoute fréquemment des troubles intestinaux.

A l'origine de la forme génito-urinaire on trouve des excès génésiques vrais : masturbation, excès de coït, des maladies vénériennes : blennorragie avec rétrécissements urétraux en particulier. Ces restes d'un passé génital pathologique, sont souvent la cause de douleurs, de brûlures après le coït ou pendant les mictions, de sensibilité excessive, douloureuse de la verge, du scrotum, du périnée d'ordre neurasthénique.

3° COEXISTENCE DE NEURASTHÉNIE ET D'UNE AUTRE PSYCHO-NÉVROSE.

1° HYSTÉRO-NEURASTHÉNIE

Il est une affection nerveuse, l'hystérie, dont les phénomènes s'enchevêtrent parfois si intimement avec les déterminations neurasthéniques que l'appréciation des symptômes propres à l'une et à l'autre devient souvent difficile au point qu'on a créé le mot d'hystéro-neurasthénie.

Alors que dans les associations de neurasthénie et de maladie chronique du système nerveux l'affection originelle provocatrice de l'épuisement nerveux garde son individualité, ce dernier étant surajouté, dans l'hystéro-neurasthénie il y a une pénétration intime des deux états. Comme la neurasthénie elle-même, elle naît le plus souvent sous l'influence d'une cause à laquelle il est facile de remonter. Là les accidents neurasthéniques ne se développent pas secondairement, comme cela se passe chez les tabétiques anciens qui, par suite de leurs longues souffrances physiques et morales tombent dans l'épuisement nerveux. Au contraire, il semble que d'emblée l'une et l'autre manifestations nerveuses sortent concurremment leurs effets, s'associent intimement chez le même sujet qui jusqu'alors paraissait avoir été indemne d'accidents névropathiques.

L'hystéro-neurasthénie se produit rarement en

dehors des chocs nerveux, s'accompagnant ou non d'un traumatisme physique. Elle se développe à la suite des grandes catastrophes. Elle apparaît après les accidents de chemin de fer, incendies, naufrages, aggressions à main armée, chaque fois en un mot que le moral et le physique ont été subitement et très violemment impressionnés. Pour cette cause elle est presque toujours qualifiée de traumatique avec juste raison.

Il est à noter, que ce sont plus souvent les hommes que les femmes, qui à la suite d'une même catastrophe sont touchés par l'hystéro-neurasthénie, et cela pour des motifs qui se tirent particulièrement de leur condition sociale. On remarque en effet qu'à l'inverse de ce qui se voit dans la neurasthénie vraie, à laquelle les professions dites libérales : ingénieurs, médecins, avocats, etc., paient le plus lourd tribut, ce sont surtout les ouvriers, les manœuvres, qui deviennent les victimes de ce complexus symptomatique. A la vérité, chauffeurs, mécaniciens, ouvriers d'usine, sont plus exposés que quiconque aux causes provocatrices de l'hystéro-neurasthénie, mais le développement de celle-ci paraît plutôt dans ces cas en rapport avec ce fait que ce sont des gens vivant pour ainsi dire au jour le jour de leur travail qui en sont les victimes.

En ce qui concerne le tableau clinique, celui-ci se compose des troubles mentaux et physiques, que nous avons analysés, en y ajoutant les signes propres à l'hystérie. A l'insomnie habituelle de la neurasthénie, se joignent les rêves et les cauchemars des hystériques. La dépression intellectuelle s'associe avec l'impressionnabilité, la suggestibilité si particulières de l'hystérie qui, en plus des accidents objectifs passagers paroxystiques ou permanents tels que les paralysies ou les contractures, fournit, par le mécanisme habituel de l'autosuggestion, les troubles sensitivo-sensoriels et les zones hyperesthésiques ou hystérogènes.

Une des caractéristiques de cette forme, c'est l'évolution des accidents. Ce n'est généralement pas immédiatement après le traumatisme que se montrent les phénomènes nerveux. Entre leur apparition et une collision de chemin de fer, par exemple, s'interpose souvent une période intermédiaire dite de méditation. Il se fait durant ce temps chez le traumatisé une sorte de révolution morale, de bouleversement mental, qui se traduit bientôt par l'ensemble physique et psychique de l'hystéro-neurasthénie.

Les plaies, si même il s'en était produit, sont depuis longtemps cicatrisées, lorsque le sujet, chauffeur ou mécanicien par exemple, constate quand il veut reprendre son service, que tout travail, que toute application, lui sont devenus impossibles. Son sommeil est agité, il est peuplé de rêves, pendant lesquels la collision à laquelle il a assisté se représente à son esprit sous les couleurs les plus tristes. A l'état de veille, son caractère s'assombrit, il est en proie à la céphalée, aux vertiges. Il survient en outre parfois quelque accident hystérique nettement caractérisé.

Après des essais infructueux pour reprendre leurs occupations, il est souvent nécessaire à ces sujets de quitter de nouveau leur travail, de solliciter un congé, une interruption dans les fonctions, qu'ils ne sont plus aptes à remplir. Or l'état d'inaction, bien plus que le repos, leur est rarement favorable ; dans l'oisiveté leur cerveau travaille sans cesse, sur la crainte, légitime d'ailleurs, de se voir privés de la place qu'ils se sentent désormais incapables d'occuper.

Ce que l'on a décrit sous le nom de neurasthénie traumatique se confond à notre avis avec l'hystéro-neurasthénie. La phase de rumination psychique paraît en effet consister en des opérations d'autosuggestion habituelles dans l'hystérie.

2° PSYCHASTHÉNO-NEURASTHÉNIE.

Les troubles que l'on réunit aujourd'hui sous le nom de psychasthénie, et qui jusqu'alors étaient décrits dans les traités de psychiatrie, soit comme accidents épisodiques de la dégénérescence, soit comme états morbides intermittents de l'émotivité et de la volonté, s'accompagnent souvent d'asthénie nerveuse générale. Il se constitue de la sorte, quand les accidents mentaux portent sur la sphère hypocondriaque, un tableau très voisin de la cérébrasthénie que nous avons décrite.

A notre avis, le terme psychasthénie, qui est appliqué aujourd'hui à ces troubles, n'exprime pas le fait important sur lequel ont jusqu'alors insisté tous les aliénistes : le caractère héréditaire. Psychasthénie comme cérébrasthénie, est plus littéralement l'affaissement simple de notre partie pensante. Ces états seraient mieux dénommés ici psychasthénie ou cérébrasthénie constitutionnelle, ce qui nous rapproche bien de leurs anciennes dénominations d'accidents de la dégénérescence.

La psychasthénie constitutionnelle et l'épuisement nerveux forment donc parfois une véritable association analogue à celle de l'hystéro-neurasthénie.

Tantôt cela se produit par le fait du surmenage imposé à l'esprit par les accidents mentaux de ces malades; ainsi, un psychasthénique peut devenir momentanément neurasthénique. Tantôt sous l'influence de causes débilitantes un prédisposé présente un état neurasthénique et les deux syndromes vont alors coexister.

Les éléments de cette association consistent, d'une part, dans la notion de l'hérédité et la présence de phobies, d'obsessions et, d'autre part, dans les signes d'épuisement nerveux, avec comme trait d'union l'aboulie.

En somme, on pourrait faire ici une distinction analogue à celle que Magnan établit entre les vésaniques simples et les dégénérés héréditaires: la neurasthénie, c'est la maladie des fatigués; elle est simple, quand le malade était préalablement bien constitué et exige alors pour apparaître des causes assez puissantes ; si le malade est au contraire sujet depuis son enfance à des troubles nerveux divers, d'une part, la neurasthénie à laquelle le prédispose déjà le terrain précédent, éclate sous des influences plus minimes et d'autre part l'adjonction de troubles de dégénérescence apporte au tableau clinique une marque un peu spéciale.

V. — ÉVOLUTION. PRONOSTIC

Le début d'un état neurasthénique n'est pas souvent facile à préciser lorsqu'il s'est installé peu à peu. D'autres fois la chute de l'énergie nerveuse est plus brusque, comme nous l'avons vu à l'étude de la neurasthénie traumatique. Enfin l'épuisement nerveux n'apparaît pas forcément au moment où les causes de fatigue sont le plus évidentes. C'est souvent après l'acquisition d'une situation durement achetée par le travail, que se développent les premiers symptômes, alors que l'activité nécessaire à l'effort peut se relâcher. Tant que le malade est occupé par ses affaires, la fatigue passe inaperçue, elle ne manifeste ses effets que lorsque la tranquillité obtenue laisse au neurasthénique le temps d'analyser ses malaises.

La durée d'un état neurasthénique simple est en rapport avec la cause qui lui a donné naissance et l'ancienneté de son évolution.

Les neurasthénies simples, accidentelles, sont généralement de courte durée, rien ne s'oppose en principe à leur guérison complète. L'évolution de la maladie, même dans les cas les plus légers, se chiffre cependant toujours par plusieurs mois.

L'affection ne récidive guère que si les malades s'exposent à nouveau aux occasions qui l'ont fait naître.

Si elles surviennent à un âge peu avancé, les premières crises sont le plus ordinairement les plus fortes et les plus longues. Les malades à qui leur expérience personnelle a appris, contrairement à leurs appréhensions, que leur état nerveux n'est pas incurable, deviennent peu à peu plus philosophes, « se font une raison », et revenant ainsi à la confiance, écourtent la durée de leurs rechutes successives. Mais il faut pour cela qu'ils aient la perspective d'une carrière encore assez longue et le ressort de la jeunesse. La neurasthénie des vieillards est la plus rebelle ; son pronostic est d'autant plus sérieux que le sujet, plus avancé en âge, réagit plus difficilement.

Le pronostic dépend aussi de l'étendue de l'épuisement général, il est plus favorable chez les malades dont le sommeil et les fonctions digestives sont restés normaux.

Les malades tombés dans l'état neurasthénique à l'occasion d'une maladie chronique : les tabétiques, les paralytiques agitants ont bien des chances de ne pas voir s'améliorer leur état nerveux, parce que celui-ci est né et reste sous la dépendance de maladies qui ne tendent guère à venir à résipiscence.

Il faut tenir enfin grand compte de la condition sociale des sujets. Il est fréquent d'observer des malades qui, une fois en proie à l'épuisement nerveux, devenus incapables de travailler, tombent dans la misère et errent d'hôpital en hôpital, impuissants à se ressaisir devant l'incertitude du lendemain. La condition de fortune joue donc un rôle important à cet égard. Ces dernières considérations qui aggravent souvent le pronostic prennent une importance particulière dans les associations de neurasthénie et de psychasthénie ou d'hystérie.

Le suicide est exceptionnel dans la neurasthénie simple. Il s'observe au contraire dans l'association psychasthéno-neurasthénique

VI. — DIAGNOSTIC

Très nombreuses sont les affections avec lesquelles il faudrait faire le diagnostic de la neurasthénie, si on voulait examiner en détail à quelles erreurs peut entraîner chacun des symptômes qui la caractérisent. Comme nous l'avons vu, la fatigue nerveuse altère en réalité le fonctionnement de tous les organes de l'économie.

D'autre part, il est difficile de tracer les frontières de la neurasthénie et il faut éviter de confondre avec elle tous les états névropathiques plus ou moins classés.

Pour être autorisé à porter le diagnostic d'épuisement nerveux, il faut au moins constater l'existence chez le malade de quelques-uns des symptômes fondamentaux qui ont servi à édifier le type morbide.

Donc ne rentrent pas dans les neurasthéniques tous les arthritiques qui se plaignent de douleurs vagues rhumatoïdes ou de migraines.

Nous n'insisterons pas sur le diagnostic à faire entre les formes à symptômes prédominants, dyspeptiques ou urinaires, etc., et les maladies vraies de ces systèmes. Nous renvoyons à ce sujet à ce que nous avons dit à la symptomatologie et aux formes cliniques.

Disons cependant que si la tuberculose, les cancers, les dyscrasies peuvent donner de l'asthénie générale, la dépression morale qu'on observe dans ces cas est beaucoup moins accusée que celle des neurasthéniques, mais il existe par contre une inquiétude plus raisonnable, plus logique et de fait plus justifiée.

Le mal de Bright présente quelquefois un syndrome assez analogue au syndrome neurasthénique : inaptitude au travail, troubles gastro-intestinaux, vertiges, lourdeur de tête avec céphalée, palpitations, sensations d'engourdissement et de froid. L'examen des urines, du cœur et des vaisseaux assurera le diagnostic.

Le vertige auriculaire est parfois simulé par un état de vertige neurasthénique, mais le vertige de Ménière présente une impulsion plus brusque et plus intense, déterminant fréquemment la chute du patient. Le vertige neurasthénique est moins soudain, moins brutal; le malade a toujours le temps de prendre un point d'appui ou de s'asseoir. Le décubitus horizontal fait cesser immédiatement le vertige neurasthénique ; il n'arrête pas le vertige de Ménière. Celui-ci s'accompagne toujours de diminution de l'ouïe, d'un côté ou des deux côtés et de modifications du vertige voltaïque de Babinski.

On a pu confondre le tabes au début et la neurasthénie. La diminution du pouvoir sexuel, associée à des douleurs dans les jambes et à de la rachialgie ne peuvent cependant en imposer longtemps. Le signe de Romberg, les troubles oculaires, l'anesthésie, les modifications des réflexes et l'évolution rectifient rapidement le diagnostic.

On ne confondra pas longtemps non plus les signes de neurasthénie avec des symptômes de lésions cérébrales. La céphalée de la tumeur est plus violente, sujette à des crises et des exaspérations. La céphalée neurasthénique est plus pénible en raison de sa persistance que par son intensité. Elle est habituellement superficielle; les malades ont une sensation de constriction. La douleur de la tumeur est essentiellement contusive et profonde, réellement intra-cranienne. Il existe de plus des vomissements, des signes de névrite optique et de stase papillaire ou d'altération d'autres nerfs craniens. Les vertiges s'associent à des phénomènes d'excitation ou de paralysie motrice.

Le diagnostic de neurasthénie et de syphilis cérébrale est plus difficile, surtout lorsque la cérébrasthénie se développe chez des syphilitiques. Dans le symptôme céphalée on retrouve cependant le caractère précédemment décrit de profondeur des douleurs ; en outre la céphalalgie syphilitique s'exacerbe fréquemment le soir et durant la nuit, alors que celle du neurasthénique est le plus souvent exclusivement diurne.

Diagnostic avec la paralysie générale. — Un des diagnostics les plus difficiles à faire est celui de la neurasthénie et de la paralysie générale au début.

A la période prodromique la paralysie générale peut en effet simuler la cérébrasthénie. Ce qui vient rendre la confusion, entre les deux affections, plus possible encore, c'est le fait que l'on voit quelquefois un état neurasthénique, persistant plusieurs mois, précéder l'apparition des premiers signes de paralysie générale. Cet état neurasthénique serait, pour certains auteurs, un état de transition entre des altérations purement fonctionnelles et les lésions organiques. Cette neurasthénie préparalytique parasyphilitique serait la traduction de l'épuisement des éléments nerveux, précédant les manifestations de leur altération anatomique.

La dépression nerveuse préparalytique offre le tableau habituel de la neurasthénie et cela explique la fréquente erreur de diagnostic commise ; nous avons d'ailleurs fait remarquer déjà, combien souvent la préoccupation de leur maladie amène l'épuisement nerveux chez les syphilitiques.

Le diagnostic de la neurasthénie avec la forme dépressive de la paralysie générale, à l'exclusion de tout symptôme objectif, présente de même de sérieuses difficultés. Il n'a souvent que des nuances pour s'exercer.

A l'aspect fatigué, affaissé du neurasthénique, à ses soupirs, à ses plaintes, on peut opposer le facies hébété du paralytique général.

Le neurasthénique est d'ordinaire affligé de son état. Il analyse ses troubles avec inquiétude, avec insistance, à l'aide de détails oraux ou écrits ; le pronostic porté par lui est généralement sombre, quoiqu'il se laisse convaincre et aime la discussion de ses idées. Il n'y a pas en réalité de modification vraie de la personnalité.

Le paralytique général, au contraire, n'est pas simplement un fatigué, c'est un dément chez lequel, par une recherche attentive, même au début, on peut trouver l'affaiblissement intellectuel. Ses discours confus ou pénibles dénotent déjà l'obtusion de sa pensée, il n'a pas dans les termes, la précision du neurasthénique qui détaille son état. L'émotion est absente. Il peut se plaindre aussi d'inaptitude au travail, de céphalée, de perte de mémoire, de changement de caractère, de difficulté de se livrer à un travail suivi ; mais la façon dont il exprime ces troubles présente déjà des caractères très significatifs. Le plus souvent en effet il le fait avec indifférence. Il n'estime pas le degré des désordres qu'il présente ni les conséquences auxquelles ils l'ont entraîné.

Aussi généralement le paralytique général a-t-il paru malade avant qu'il ne se voie lui-même. Il ne vient pas spontanément à la consultation, comme le malade aux petits papiers, ce sont ses proches qui l'amènent et détaillent son état.

Si le neurasthénique, comme le paralytique général, se plaint de troubles de la mémoire, il y a cependant entre eux une différence capitale : chez le premier, la faculté de se souvenir est simplement déprimée comme les autres facultés ; son trouble dépend plutôt de la difficulté de fixer l'attention, il s'agit habituellement d'amnésie par préoccupation. Chez le paralytique général, il s'agit au contraire de lacunes vraies.

Certains paralytiques peuvent présenter des idées hypocondriaques plus nombreuses, mais leur mode d'expression ne fait qu'exagérer le fond démentiel sur lequel elles s'établissent, et leur absurdité outrancière : les malades n'ont plus d'estomac, leurs intestins tombent, leur rectum est bouché depuis des mois ; de telles idées facilitent dans ces cas le diagnostic plutôt qu'elles ne le compliquent.

A ces signes du domaine psychique se joignent bientôt ceux du domaine physique.

L'examen des pupilles est très important ; chez les neurasthéniques celles-ci sont souvent un peu dilatées d'une façon permanente, elles réagissent lentement à la lumière et à l'accommodation, ce qui produit l'asthénopie accommodative. Par contre elles restent toujours égales, à moins d'anomalie physiologique. Il n'en est plus de même dans la paralysie générale où très fréquemment elles sont inégales, ne réagissant plus à la lumière, alors que le réflexe accommodatif demeure conservé Plus souvent encore peut-être, restant inégales, elles ne réagissent ni à la lumière ni à l'accommodation.

Chez les neurasthéniques, les réflexes rotuliens sont conservés. Dans certaines formes ils sont même exagérés, sans aller jamais jusqu'à l'épilepsie spinale; dans tous les cas ils sont semblables des deux côtés.

Au début de la paralysie générale, les réflexes ont souvent une valeur inégale, le droit est aboli ou faible alors que le gauche est conservé ou fort, ou bien encore ils sont abolis des deux côtés, ou il y a de la trépidation épileptoïde par participation de lésions médullaires au processus.

Quant au tremblement, on le constate dans les deux cas, mais en supposant qu'il soit pour les deux affections d'égale intensité, dans les membres supérieurs, il est singulièrement plus marqué, au niveau de la langue et des lèvres, chez les paralytiques généraux que chez les neurasthéniques.

L'étude attentive de l'écriture et surtout de

la parole fournit encore de meilleurs éléments de diagnostic.

Le neurasthénique comme le paralytique général peut avoir des troubles de l'écriture, mais ceux-ci sont bien différents chez les deux ordres de malades. Alors que le paralytique général ne semble pas s'apercevoir du changement de son écriture, le neurasthénique a avant tout remarqué qu'il écrivait moins vite et attire l'attention sur des traces de tremblement à peine perceptibles ; chez le premier, les lettres et les mots omis, les fautes d'orthographe témoignent de la déchéance intellectuelle en même temps que les à-coups dans les tracés des lettres accusent l'incoordination motrice.

Le neurasthénique peut hésiter et chercher ses mots ; le paralytique général en modifie l'articulation. Lorsque le trouble de l'articulation est rare ou peu marqué, il convient d'user des procédés qui les mettent d'avantage en évidence. Il faut d'une part fatiguer le malade en tenant avec lui une conversation assez longue, sur des sujets qui l'obligent à des efforts incessants d'attention et d'autre part augmenter les difficultés du langage articulé par la répétition des mots dits d'épreuve et la lecture à haute voix. Un accroc nettement constaté doit faire réserver le diagnostic.

On voit par ce qui précède que de réelles difficultés se présentent souvent pour le diagnostic de la neurasthénie et de la paralysie générale. Étant donnée la gravité du pronostic dans ce dernier cas, on ne saurait trop conseiller d'être très prudent et de bien analyser tous les symptômes en détail avant d'affirmer un diagnostic.

Dans le doute enfin la ponction lombaire négative pourra permettre d'éliminer la paralysie générale par l'absence de lymphocytose.

Diagnostic avec la mélancolie. — La distinction entre la neurasthénie et les affections psychiques, qui peuvent en simuler les symptômes ne présente pas moins de difficulté que le diagnostic avec la paralysie générale.

Les démarcations entre la neurasthénie et certaines autres affections d'ordre vésanique sont en effet plus ou moins bien tranchées, il y a de nombreux points de contact. Comme on a pu s'en rendre compte à l'étude de l'état mental des neurasthéniques, ceux-ci ne sont-ils pas d'ailleurs déjà des mentaux ? Il faut, pour aboutir à un diagnostic exact, tenir compte de l'évolution de la maladie, de l'ensemble des symptômes, de leurs rapports réciproques et sans se contenter de noter telle ou telle manifestation, il faut aussi essayer de reconnaître ses caractères intrinsèques, psychologiques ou cliniques.

Aussi, de même que pour les symptômes gastriques ou urinaires nous renvoyons à la symptomatologie et aux formes ; nous n'étudierons ici que les états mentaux qui, par leur ensemble symptomatique, sont le plus fréquemment confondus avec la neurasthénie, dont ils n'ont ni la nature ni surtout le pronostic.

Nous insisterons principalement sur le diagnostic de la mélancolie et de la psychasthénie héréditaire dans sa variété hypocondriaque, — les idées morbides qui assiègent le neurasthénique étant en réalité à la fois du type mélancolique et du type hypocondriaque on s'explique la confusion.

C'est d'abord avec la mélancolie simple sans délire, qu'il est souvent difficile de distinguer la cérébrasthénie.

L'état cénesthésique pénible qui est le fond de la mélancolie avec conscience, semble en effet à un examen superficiel se retrouver en réalité chez le neurasthénique qui se sent fatigué au psychique comme au physique. La mélancolie présente en outre des symptômes physiques qui simulent ceux de la neurasthénie.

Le début d'un accès mélancolique peut être annoncé par des troubles gastro-intestinaux ou être consécutif à une dyspepsie plus ou moins ancienne. Le mélancolique présente des malaises généraux : de l'abattement, de la tristesse, de l'insomnie, du dégoût de tout et des préoccupations relatives à sa santé. De même certains neurasthéniques se plaignent amèrement de leurs souffrances, accusent des craintes illégitimes et redoutent sans motifs suffisants des affections graves. Mais la ressemblance se borne à cela.

En réalité les signes de tristesse et de dépression sont moins accusés dans la neurasthénie; il s'agit plutôt de fatigue simple. La conscience de l'état y est plus parfaite et les idées maladives y sont non seulement appréciées commes telles, mais encore combattues, sinon repoussées. L'hypocondrie est raisonnée, les préoccupations de santé, bien qu'exagérées, se déduisent logiquement des troubles éprouvés ; elles ne sont pas justes, mais elles sont soutenables; celles du mélancolique ne jouent dans son affection qu'un rôle moindre parce qu'elles sont secondaires à l'état organique pénible qui l'oppresse.

Le neurasthénique se laisse facilement convaincre, au moins pour un temps, de la fausseté de ses appréhensions ; il aime qu'on les discute avec lui, les bonnes raisons le réconfortent et le consolent.

Le mélancolique, au contraire, a une idée arrêtée, contre laquelle aucun argument ne prévaut, parce qu'elle ne fait qu'exprimer ses sensations de douleur ou d'angoisse. Or celles-ci sont inabordables à toute discussion ; aucune démonstration raisonnée ne peut les entamer, car leur essence est toute différente.

A la richesse relative des arguments intellectuels des neurasthéniques s'oppose par suite chez les mélancoliques la monotonie de leurs plaintes.

Enfin alors que la neurasthénie ne récidive pas sans cause, la mélancolie est le plus souvent une maladie par accès à évolution cyclique, aussi les anamnestiques sont-ils très importants pour le diagnostic.

Diagnostic avec la psychasthénie hypocondriaque constitutionnelle. — Il existe entre la neurasthénie vraie et les états qualifiés, à la suite de Charcot, neurasthénie héréditaire, actuellement psychasthénie, une symptomatologie parfois identique. Ces états morbides, sur la nature desquels nous avons déjà insisté, sont cependant très différents de l'épuisement nerveux simple.

La neurasthénie et la psychasthénie se développent

dans des conditions bien dissemblables. La première résulte de causes variées accidentelles, d'ordre physique ou moral, qui ont profondément affaibli le système nerveux. S'il y a une prédisposition héréditaire, elle est toujours faible et cachée ou au moins ne joue qu'un rôle accessoire ; ses effets, s'il y en a, n'apparaissent que grâce à l'influence déterminante de causes extrinsèques. Le sujet ne présentant pas de tare nerveuse avant de devenir neurasthénique, il redevient normal après la guérison.

La psychasthénie est au contraire l'aboutissant naturel d'une prédisposition lointaine et profonde, héréditaire ou congénitale au même titre que les délires systématisés. A l'encontre de ce qui existe chez le neurasthénique, le système nerveux n'est pas accidentellement épuisé, il est congénitalement faible, débile, dévié dans ses fonctions les plus essentielles, il est en un mot héréditairement mal constitué pour un fonctionnement normal.

C'est même la notion d'hérédité souvent similaire qui avait fait dénommer ces malades neurasthéniques constitutionnels. La prédisposition est en fait la cause immédiate du mal ; les ennuis, les chagrins, le surmenage ne jouent dans son éclosion qu'un rôle de deuxième ordre, au point qu'à l'opposé de ce qui existe chez les neurasthéniques, ils manquent dans la majorité des cas.

Alors que l'état mental neurasthénique a pris naissance plus ou moins tardivement sous l'influence de causes réelles auxquelles il est le plus souvent facile de remonter, les effets de la prédisposition spéciale du psychasthénique se manifestent de bonne heure, dès l'enfance ou l'adolescence. L'état psychasthénique est en effet une maladie de tout l'être, extrêmement profonde, qui indique une déviation des processus nerveux les plus intimes et il paraît peu concevable qu'une telle maladie puisse se constituer à une époque où le développement du système nerveux serait complètement achevé.

Aussi semble-t-elle sortir des effets spontanément sans cause appréciable, susceptible en réalité de l'avoir provoquée. Si parfois la maladie paraît avoir débuté d'une façon aiguë, en allant au fond des choses, on constate qu'en réalité, elle a presque toujours existé, qu'elle a pu s'exalter à un moment donné, mais qu'en somme ce n'est là et rien de plus que la manière d'être, pour ainsi dire normale, de l'individu. De ce fait sa révélation a toujours été, d'une façon générale, singulièrement plus précoce que celle de l'état neurasthénique, qui frappe rarement les adolescents, qui ne se montre qu'à la période de l'existence où pèsent les responsabilités et où le sujet doit lutter contre les mille exigences de la vie journalière susceptibles de le conduire à l'épuisement nerveux.

Le neurasthénique, lui, est un épuisé au moral comme au physique, il est incapable d'un effort intellectuel, mais ses facultés psychiques, tout affaissées qu'elles soient ne le sont que momentanément. L'étude du psychasthénique montre au contraire aux diverses périodes de sa vie des manifestations de même ordre et, à côté des mille et une réactions habituelles de la dégénérescence, les obsersions, les phobies et l'anxiété qui s'y rattache, qui stigmatisent si nettement ces malades par leur caractère de fixité spécial. Si le neurasthénique peut être vertigineux, du moins n'est-il jamais un agoraphobe.

Dans la psychasthénie, la rachialgie, l'obnubilation psychique, l'asthénie neuro-musculaire, la dyspepsie, l'insomnie ne font pas forcément défaut, mais ces signes sont souvent rejetés au deuxième plan par l'intensité des préoccupations obsédantes, ou bien ils revêtent eux-mêmes le caractère de véritables obsessions.

Enfin, alors que le pronostic de la neurasthénie est favorable, ses symptômes étant susceptibles de s'atténuer dans une large mesure et de guérir, les neurasthénies constitutionnelles sont remarquablement tenaces et les accalmies qu'on considère comme des guérisons ne sont trop souvent que les multiples rémissions intercalaires aux périodes de crises. Ses manifestations morbides ne disparaissent en effet jamais complètement et laissent toujours des traces apparentes.

Diagnostic avec les délires systématisés. — Tout ce que nous venons de dire, au point de vue de la nature constitutionnelle des obsédés hypocondriaques, s'applique aussi bien aux paranoïaques hypocondriaques chez lesquels, par une pente naturelle de l'esprit, dominent les interprétations délirantes. Le terme hypocondriaque désigne, même plus spécialement d'ordinaire, la catégorie de malades qui, par les caractères cliniques de leurs préoccupations particulières, semblent rentrer dans la forme systématique. Cette forme est essentiellement caractérisée par des préoccupations exagérées sur l'état de la santé, en rapport avec des sensations subjectives que le patient cherche à interpréter d'une façon plus ou moins raisonnable dans leurs causes et dans leurs conséquences. Il trouve autour de lui des influences pernicieuses, accuse l'atmosphère, la température, les courants d'air, les aliments, les médicaments. Il se croit d'une susceptibilité particulière à ceux-ci, ils n'agissent pas chez lui de la même manière ou aux mêmes doses que chez les autres.

Dans cette forme comme dans tous les états systématiques, on trouve la réaction psychique exagérée qui porte l'individu à s'inquiéter, à s'alarmer pour le moindre malaise. Dans les préoccupations de l'hypocondriaque on retrouve le caractère égocentrique qui fait que tout est rapporté à lui-même. Inconscient de la fausseté de ses idées, il est incapable de toute critique à leur égard, ayant en elles une foi absolue.

Il y a en réalité une grande différence entre le neurasthénique et cet hypocondriaque systématique. Le premier analyse nettement ses sensations, a conscience de son impuissance morale, il se sent malade et redoute de le devenir davantage. Le deuxième les interprète d'une façon erronée, nettement délirante ; il se dit atteint de maladies déterminées.

Enfin dans la première période du délire systématisé progressif de persécution, on peut trouver un malaise intellectuel, de l'hypocondrie morale comme dans la paranoia hypocondriaque. Il est constitué par des sensations morbides qui commencent à étonner l'individu, attirent son attention et le conduisent à s'analyser. Ce sont des points douloureux, de la céphalée, des palpitations, des bourdonnements d'oreille, plus fréquemment encore des souffrances vagues, ayant pour siège habituel, les organes génitaux et le tube digestif; quelquefois enfin ce sont des sensations anormales de constriction cranienne, de vide dans le cerveau, avec difficulté de travailler, de penser. Le malade s'inquiète outre mesure de cet état de choses, il s'examine, scrute attentivement tout ce qu'il éprouve et constate en lui un changement qui va croissant.

Jusqu'ici le futur délirant systématique ressemble plus au neurasthénique ou à l'hypocondriaque, avec lequel du reste il peut être confondu, mais bientôt par la pente naturelle de son esprit qui le différencie, il en arrive à chercher la cause de ses maux en dehors de lui; il étend à son entourage la sphère de ses investigations et il devient un persécuté.

Trouvant la cause en lui-même, il évoluerait au contraire en persécuté auto-accusateur.

Mais à part l'intérêt de ces analogies que nous avons tenu à faire ressortir, nous ne croyons pas avoir à insister sur ces derniers cas où l'évolution morbide rapidement différente affirme bientôt la nature exacte du diagnostic.

VII. — TRAITEMENT

Le traitement de la neurasthénie est symptomatique, s'appliquant indistinctement à tous les états neurasthéniques considérés suivant leurs symptômes ; il est aussi curatif, à proprement parler, lorsqu'il s'adresse à l'affaissement nerveux d'une part, aux causes qui l'ont fait naître d'autre part. Il y a en outre des indications spéciales, selon les formes de la maladie. La thérapeutique variera en effet, selon qu'il s'agira d'un état neurasthénique engendré par une maladie chronique : le tabes par exemple, ou d'associations morbides : neurasthénie compliquant la goutte, le diabète, etc. Dans ces cas le médecin devra, dans la mesure du possible, faire coïncider le traitement de la maladie, tabes, diabète, etc., avec la thérapeutique de la neurasthénie, que nous allons maintenant étudier.

1° THÉRAPEUTIQUE DE LA DÉPRESSION ET DE L'ÉRÉTHISME NERVEUX

Ainsi que nous l'avons fait remarquer, la faiblesse nerveuse est compliquée, chez le neurasthénique, d'un état d'irritation (faiblesse irritable), aussi la thérapeutique générale consiste dans le relèvement de l'activité nerveuse et en même temps dans l'apaisement de l'éréthisme nerveux, qui d'ailleurs n'est en réalité que la conséquence de la dépression cérébro-spinale.

En ce qui concerne le relèvement de l'activité nerveuse, il n'est pas douteux que les médicaments phosphorés produisent des effets remarquables et sont le fond du traitément de la neurasthénie ; mais l'administration de ces médicaments demande quelques précautions spéciales qu'il ne faut pas négliger, en rapport avec les fonctions chimiques du sujet. Une analyse d'urine s'impose toujours, au début du traitement ; celle-ci apprendra, par rapport au poids de l'individu, au volume des vingt-quatre heures, comment la nutrition se fait, s'il s'agit d'un arthritique avec excès d'acide urique, si l'on est en présence d'un neurasthénique en état de dénutrition par excrétion exagérée d'urée, s'il y a des éléments anormaux, en particulier du sucre ou de l'albumine, l'état d'acidité ou d'alcalinité des urines et par là même du sang. De ces données découlera le choix de la préparation à employer.

Acide phosphorique et ses sels. — L'acide phosphorique conviendra particulièrement aux malades chez lesquels l'acidité est en baisse, que cette infériorité provienne d'un trouble général ou d'une stagnation vésicale. Un excès d'acide urique sera souvent cependant une contre-indication à employer de suite ce médicament, par crainte de provoquer la précipitation de l'acide organique sous forme de sable ou de calculs.

Dans les cas où prédominent les troubles gastriques, l'étude du chimisme stomacal ne sera pas moins utile à cet égard. L'acide phosphorique conviendra aux hypoacides stomacaux. Chez les hyperacides par fermentation gastrique, son emploi ne sera pas contre-indiqué ; il y a souvent hypochlorhydrie en même temps ; il faudra seulement ajouter les saturants des acides organiques une heure et demie ou deux heures après le repas, de préférence la magnésie, tonique des muscles. En cas de tendance à la diarrhée, la magnésie sera remplacée par la chaux. Le bicarbonate de soude devra être réservé pour des arthritiques à hyperacidité générale, il se donnera soit combiné avec la magnésie, deux heures après le repas, soit mieux par la voie rectale, associé aux phosphates.

Chez les goutteux, lithiasiques, etc., au traitement précédent par l'acide phosphorique ou par les différents phosphates, on joindra en les variant, les dissolvants divers de l'acide urique, lithine, pipérazine, etc., pris avec d'autres alcalins dans l'après-midi.

Dans des cas ordinaires où l'urine montre une nutrition normale, dans des périodes où l'on voudra faire reposer le malade, de la médication intensive de l'acide phosphorique, toutes les préparations phosphatées sont indiquées : phosphate de soude, glycéro-phosphate de soude, ainsi que les phosphates organiques des plantes ou des substances animales : lécithine, phytine, etc.

Quand on voudra épargner l'estomac, on fera des injections intramusculaires de phosphates et de glycéro-phosphates. Enfin chez les malades atteints d'entérite, ces substances pourront entrer dans la composition des lavages intestinaux.

Arsenicaux. — A côté des phosphates, les arsenicaux joueront un grand rôle dans le traitement des affaiblis, ils concourront d'une façon très salutaire à l'augmentation de poids nécessaire pour la guérison. Ils s'emploient, soit par la voie buccale à l'état d'arrhénal ou de solution arsenicale, soit en injections hypodermiques, et même en lavements à l'état de cacodylates.

Bromures. — Le traitement de l'éréthisme nerveux a lieu par l'administration du sédatif par excellence : le bromure.

Il est absolument nécessaire, sous peine d'avoir des mécomptes, de comprendre que les médications des deux états, affaissement et éréthisme, sont connexes comme leur association et qu'elles doivent marcher de pair. Les phosphates n'ont en réalité qu'une action très manifeste de relèvement de l'activité nerveuse, du potentiel diminué, mais ce relèvement se fait chez les malades dans l'état où ils sont. Le médicament est donc une arme à deux tranchants. Si le patient se sent plus fort, moins affaissé, son excitation cérébrale est aussi du même coup accrue et les phosphates donnés seuls exaspèrent, par exemple chez les anxieux, l'état d'anxiété.

Le bromure calme l'éréthisme cérébral et permet l'action prolongée et bienfaisante des phosphates ; son administration est donc indispensable. On a de ce fait une confirmation, en quelque sorte expérimentale, chez les malades qui, malgré les recommandations, auront jugé bon de modifier à leur guise, l'ordonnance, sous prétexte qu'affaiblis, ils n'ont pas besoin de bromure ou parce qu'ils n'ont pas éprouvé d'effet salutaire de médications bromurées antérieures mal ordonnées. Il faut insister pour que le traitement soit régulièrement suivi et prévenir le malade des conséquences que peut avoir toute modification spontanée.

Le bromure doit être donné à la dose de 2 à 3 grammes, soit sous la forme liquide, soit sous la forme solide; autant que possible il est bon de se servir de bromures concentrés, agissant sous un petit volume. Donner soit un des bromures isolés, selon l'état cardiaque, soit des mélanges des divers bromures.

Ne jamais faire prendre ce médicament aux repas, quoiqu'en réalité il n'altère pas la digestion, mêlé aux aliments, mais c'est un prétexte aux malades pour le refuser. Ils devront, le soir, au moment de se mettre au lit, le mélanger à une infusion de tilleul ou d'oranger.

2° HYDROTHÉRAPIE

Les pratiques hydrothérapiques rendent de très grands services dans le traitement de la neurasthénie. La douche froide en jet brisé, de huit à quinze secondes de durée, sur le tronc et les membres supérieurs, en épargnant la tête, à plein jet sur les membres inférieurs en terminant par les pieds, est un des meilleurs toniques. Elle remonte presque toujours les forces, à condition d'être appliquée de telle façon que la réaction qui doit en être l'aboutissant obligé puisse se produire. C'est dire que le sujet devra, avant et après l'aspersion froide, faire un exercice de quelques instants; que s'il est obligé d'aller prendre sa douche en un endroit quelque peu éloigné de son domicile il ne lui faudra jamais sortir à jeun, la douche, à l'inverse du bain chaud, pouvant être prise aussitôt après un repas, surtout si celui-ci a été peu copieux.

Au cas où l'absence d'une installation suffisante rendrait impossible l'administration de la douche, on remplacerait celle-ci par l'enveloppement avec un drap mouillé. Un drap de dimensions suffisantes, demi-neuf, sera plongé dans un seau d'eau froide, puis tordu. Respectant la tête, on l'appliquera sur la face postérieure du corps, le sujet s'en enveloppant en avant, les pieds reposant sur un linge sec, afin d'éviter le froid du sol, pendant une minute et demie environ. Le malade sera ensuite vigoureusement essuyé et frotté avec un linge un peu rude et absorbant, une serviette-éponge par exemple.

Après la douche ou l'application du drap mouillé, le sujet devra faire une promenade à pas pressés d'une demi-heure à une heure, ou, si la saison est mauvaise et froide, se coucher dans un lit chaud, pour permettre à la réaction de se produire.

Chez certains malades à réaction faible, on pourra au début du traitement, commencer par la douche progressivement refroidie.

Les neurasthéniques, chez lesquels à la dépression physique, s'ajoute un certain degré d'agitation, d'éréthisme nerveux, supportent assez mal l'eau froide. La douche les excite au lieu de les tonifier, et l'on n'obtient pas chez eux cette réaction sans laquelle l'hydrothérapie froide n'est qu'une aspersion désagréable. Chez ceux-là on se trouvera bien de la balnéation tiède, bain à 35° d'une demi-heure de durée, répété trois fois la semaine, en se souvenant que les efforts devront néanmoins toujours tendre à faire tolérer la douche. Dans tous les cas, les bains sont de beaucoup préférables aux douches chaudes, qui n'ont d'indication que quand il s'agit, par des applications circonscrites, d'intervenir contre des douleurs localisées, la plaque sacrée en particulier.

La balnéation tiède étant déprimante par elle-même, il est bien de faire ajouter à chaque bain, 1 kilogramme de sel marin et d'aromatiser avec 150 grammes d'eau de Cologne ; le bain deviendra à la fois sédatif et tonique. Si le malade habite une ville maritime, on prescrira tous les deux jours un bain de mer chaud, en baignoire, de vingt minutes de durée ; son effet est en général excellent.

Les neurasthéniques qui peuvent tolérer l'eau froide et font bien la réaction tireront de grands bénéfices d'un séjour dans un établissement hydrothérapique ouvert, en bon air, sans être trop vif, installé à mi-montagne, dans un pays riche en excursions où ils trouveront à distraire leur esprit préoccupé et à oublier leurs malaises.

Ceux qui auront été soumis à l'hydrothérapie chaude et tonique pourront se rendre dans une station thermale chlorurée sodique : Bagnères-de-Bigorre, Biarritz, Salies-de-Béarn, Salins, etc., suivant la saison et suivant des indications spéciales, entérite, diabète, etc.

A ce sujet, la question se pose souvent de savoir si les neurasthéniques peuvent se rendre au bord de la mer et y faire une cure.

L'opinion généralement adoptée est que celle-ci

leur est parfois inutile et fréquemment nuisible. Je ne suis pas de cet avis. J'ai bien des fois conseillé ou accepté, pour des raisons personnelles exposées par certains malades, un séjour à la mer. Dans les cas très accentués, il convient toutefois d'imposer au malade des conditions bien déterminées; les neurasthéniques devront loger assez loin de la plage, dans un endroit abrité du vent, peu ou pas sortir le soir, si ce n'est dans les terres, ne jamais aller au flot et, si possible, prendre des bains de mer chauds en baignoire.

3° ÉLECTRICITÉ

L'électricité mérite, elle aussi, de trouver sa place dans la cure de la dépression neurasthénique. Le bain statique sans étincelles, avec frictions à la boule sur les régions douloureuses, en particulier la colonne vertébrale (douleur de la nuque, plaque sacrée), d'une durée de huit à dix minutes, donne souvent les meilleurs résultats. Les séances doivent avoir lieu tous les deux jours, afin d'éviter l'excitation. Pour être efficace, ce mode de traitement devra être longtemps prolongé : il sera suspendu, puis repris, chaque période ne devant pas toutefois dépasser plus de douze à quinze séances.

L'application des courants de haute fréquence, soit localement au moyen des résonnateurs, soit comme action générale par les méthodes des solénoïdes, des spirales et du lit condensateur, est aujourd'hui heureusement employée contre la neurasthénie.

Enfin ce que nous avons dit de l'action de l'acide phosphorique et des phosphates fait penser à une heureuse utilisation pour le traitement général et local de la *méthode d'ionisation* au moyen d'éléments phosphorés.

L'application des courants galvaniques et faradiques sera réservée à des actions plus localisées, contre les troubles génitaux par exemple.

4° RÉGIME DES NEURASTHÉNIQUES

Les troubles de la digestion, qui font partie du syndrome neurasthénique, relèvent presque uniquement d'un régime spécial. Nous avons fait remarquer en effet que, le plus souvent, ces troubles paraissent sous la dépendance de l'épuisement nerveux, contrairement aux idées de certains auteurs qui veulent faire dépendre la neurasthénie d'un trouble gastrique, dilatation ou autre, et qui ont porté leurs efforts du côté des fonctions digestives dont les perversions seraient, suivant eux, la cause de tout le mal. Les troubles dyspeptiques sont donc justiciables du traitement général plutôt que du traitement spécialement dirigé contre les modifications du chimisme gastrique. Il est inutile, en pratique, de bourrer le neurasthénique de naphtol et de salicylate de bismuth, sous prétexte d'empêcher la formation de toxines problématiques. Mais il n'en reste pas moins, que le bon fonctionnement de l'estomac et de l'intestin doit être l'objet d'une surveillance de tous les instants, car la dénutrition, autant que les malaises dyspeptiques causés par ces troubles digestifs, sont encore une cause d'affaiblissement nerveux et d'affaissement psychique.

Si donc, chez le neurasthénique, les fonctions gastriques et intestinales sont languissantes, les digestions pénibles, il importe de les rendre satisfaisantes ; mais il ne faut pas, d'autre part, imposer aux malades des régimes trop rigoureux qui leur rendent la vie insupportable et, les confinant chez eux, assombrissent encore leur état mental.

Le neurasthénique est un épuisé et c'est en bonne partie à l'aide de l'alimentation et de l'absorption qu'il faut redonner des forces à son système nerveux, à son organisme tout entier. Cela est si vrai, qu'il est bien rare que l'alimentation ne calme pas, au moins momentanément, l'ensemble des phénomènes neurasthéniques. Mais il faut que cette alimentation soit bien ordonnée, car si le repas est un peu trop copieux ou peu digestible, le sujet ne peut faire les frais de sa digestion. Or il est à remarquer que les malaises produits par une mauvaise digestion surviennent surtout après les deux grands repas du jour, alors que le petit déjeuner du matin est presque toujours bien toléré et partant profitable. De là cette conclusion, vérifiée depuis longtemps par l'expérience, que la base du régime à prescrire à ces malades, doit être de manger souvent et peu à la fois.

En présence d'un estomac qui digère difficilement et lentement, d'un intestin fonctionnant mal, un autre principe est de donner des aliments de facile digestibilité et laissant peu de résidus. Il ne faut pas en effet favoriser l'atonie à laquelle le tube digestif est prédisposé de par l'atonie générale, en le surchargeant de solides ou de liquides.

Le régime doit être formulé de la façon suivante :

Le matin à huit heures, petit déjeuner, composé d'un œuf à la coque, d'une croûte de pain bien cuit, d'une tasse de thé léger au lait, à parties égales ; on pourra alterner l'usage des œufs avec celui de la viande froide ou du jambon pris en quantité modérée.

Vers onze heures, second déjeuner. Ce repas pourra comprendre des viandes grillées, rôties ou braisées, du poisson ou des cervelles bouillies avec une sauce au beurre très légère, des légumes secs en purée passée au tamis ou des légumes décortiqués, haricots, lentilles, pois cassés, pommes de terre ; du fromage blanc frais, des fruits cuits, en compote, en particulier de la marmelade de pommes passée, des pruneaux. Le pain doit être bien cuit ou grillé.

Parmi ces substances alimentaires, on choisira un plat de viande ou de poisson, une purée de légumes, un fruit cuit en compote ou un fromage frais.

Les sujets, dont les sécrétions stomacales auraient tendance à l'acidité, se trouveront bien de ne pas trop saler leurs aliments.

Vers quatre heures, le neurasthénique fera un goûter, qui se composera de biscuits secs légers ou d'une tranche de pain de Savoie ; les gâteaux compacts devront être rejetés ; il y ajoutera un pot de crème au lait et aux œufs, ou une même quantité de fruits cuits en compote, le tout arrosé d'une tasse de thé au lait.

Le repas de sept heures sera calqué sur celui de onze heures, mais moins copieux : un potage au lait ou un consommé aux œufs, aux pâtes, aux farines d'orge, d'avoine, de légumes, une tranche de rôti, un fromage frais ou un fruit cuit. On pourra adjoindre, à la place de légumes, des nouilles, du macaroni ou d'autres pâtes du même genre.

On se trouvera bien de faire prendre de temps en temps, un quart d'heure avant le dîner, une tasse à café de bouillon bien dégraissé, qui fournira des peptogènes aux glandes de l'estomac.

Le régime à prescrire aux neurasthéniques, consiste donc simplement à donner à leur estomac, en petites quantités assez souvent répétées, des aliments d'une facile assimilation, susceptibles de laisser peu de déchets qui pourraient fatiguer l'intestin. Ils devront être mâchés lentement de façon à arriver très divisés dans l'estomac pour offrir une grande surface à l'action du suc gastrique chargé de les digérer et plus tard aux sucs intestinaux qui en permettent l'absorption.

Il est important de recommander, en outre, aux malades de préparer dans leur chambre, en cas de réveil, une crème légère ou même un ou deux biscuits ; l'absorption de ces aliments ramène d'ordinaire presque aussitôt le sommeil, le besoin d'alimentation se faisant sentir à leur insu même pendant la nuit.

L'usage du vin doit être assez restreint, il peut cependant être permis, on le fera couper soit avec des eaux neutres : Évian, Vittel, soit avec des eaux gazeuses : Pougues, Couzan, Saint-Galmier, etc.

Chez certains malades on ordonnera, même de préférence au vin, de l'eau additionnée de quelques cuillerées à café d'eau-de-vie qui subit moins facilement la fermentation acétique.

En réalité ce régime est des plus simples ; il ne convient d'instituer un régime spécial que s'il existe des complications gastriques à proprement parler, et en se basant sur la nature des phénomènes observés et sur l'analyse du suc stomacal. On agira de même en présence d'une entérite muco-membraneuse ou dans le cas de maladies associées : complications arthritiques, diabète, etc.

En dehors de ce régime particulier on peut, dans certaines occasions, exciter l'appétit souvent languissant en prescrivant, dans une tasse à café de thé, quelques gouttes de teinture amère stimulante de la motilité gastrique.

Un fait bien particulier, en rapport avec la nature atonique de la dyspepsie, c'est que, l'administration des ferments amène un soulagement souvent plus rapide des états gastriques, que le traitement par les acides ou les alcalins. Cette thérapeutique doit être tentée tout d'abord par l'administration de pepsine aux repas ou de pancréatine deux heures après ceux-ci. La règle est d'associer les phosphates et les arsenicaux à la pepsine et les alcalins à la pancréatine.

Il convient d'ajouter quelques conseils d'hygiène. Après les repas, les malades doivent éviter tout travail intellectuel et ne pas se livrer à un exercice violent ou trop longtemps prolongé. Recommander de faire une promenade à pied d'une demi-heure à trois quarts d'heure de durée après les repas. Si celle-ci ne peut avoir lieu, le malade s'étendra, sans dormir, le même temps sur une chaise longue, le buste suffisamment relevé et incliné légèrement à droite pour éviter la stagnation des aliments et des liquides dans l'estomac. L'habitude de quelque sport est des meilleures, mais toujours la fatigue devra être évitée.

5° THÉRAPEUTIQUE PSYCHIQUE

Le développement que nous avons donné à l'étude de l'état mental du neurasthénique et à son diagnostic, nous dispensera d'insister sur l'importance du traitement psychique.

Il est rare que le neurasthénique vienne de lui-même directement chez le spécialiste. Les troubles variés des diverses fonctions, qui n'étaient pas rattachés tout d'abord à l'affaissement nerveux, ont été soignés avec plus ou moins de succès par le médecin habituel. Il y a eu une amélioration passagère, toujours suivie de récidive, avec un amoindrissement croissant de l'activité.

D'ordinaire c'est après avoir suivi des régimes destinés à combattre les troubles gastro-intestinaux ou des troubles génito-urinaires que ces malades sont amenés à chercher la cause de leurs maux dans leur système nerveux. Nous avons insisté plus haut sur la façon dont ils se présentent. Certains viennent avec défiance, découragés par nombre de consultations antérieures, d'autres ont une appréhension plus ou moins vive.

Souvent ces malades sont accompagnés de quelqu'un : parent ou ami ; ce fait, qui peut être utile à la première consultation pour encourager le malade, n'est pas toujours favorable à l'examen, ni à une thérapeutique psychique immédiate, quand la neurasthénie relève de causes morales. Il faut en effet avant tout dans ces cas remonter aux sources du mal et en préciser nettement l'origine, afin de mettre tout en œuvre pour en faire disparaître les effets Or les causes morales de la neurasthénie sont souvent cachées à l'entourage du patient et ne seront révélées que si le malade est seul, confiant dans la discrétion du médecin. L'aveu de la nature de la préoccupation est un commencement de soulagement dans la majorité des cas. Le neurasthénique n'est plus seul à porter le poids d'un secret. Il se passe dans son esprit des phénomènes de détente analogues à ceux observés après la confession. Le médecin doit donc gagner la confiance du malade, c'est une condition absolue sans laquelle il perdra son temps et n'obtiendra aucun bon résultat. Il faut pour cela être maître de son temps, écouter patiemment, avec bienveillance, pour que le malade ait la conviction qu'on veut le tirer d'affaire. Il faut que le médecin fasse comprendre au patient, que sa maladie lui est familière, et ce n'est pas sans étonnement de sa part qu'après ses premiers mots sur ses souffrances vous lui détaillerez d'avance ses douleurs, son insomnie, ses troubles gastriques, etc., accidents variés dont la genèse et la localisation lui paraissent si dissemblables et dont la nature a échappé à d'autres.

Il faut surtout éviter de donner au neurasthénique l'impression qu'on le considère comme un malade imaginaire, ce qui lui a été dit bien souvent par bon nombre de médecins dans l'excellente intention de diminuer ses appréhensions ; mais les neurasthéniques ne sont pas suggestionnables, au sens propre du mot, et on n'arrive pas à les guérir en cherchant à les convaincre de la non-existence de leurs malaises, qui sont véritables. Il faut leur expliquer, au contraire, la nature de leur mal, leur dire qu'ils souffrent de la partie pensante, de même que l'on souffre de la sensibilité ou du mouvement. On doit leur montrer, par la constatation de signes physiques négatifs, que leur maladie est fonctionnelle et non organique et les dangers de la rumination à laquelle ils s'adonnent sans cesse. Il faut les convaincre de la nécessité de s'abandonner complètement au médecin, qui se charge désormais de tout, le traitement devant être fait par le malade, passivement, sans le discuter, la thérapeutique médicamenteuse, dont les bons effets se feront sentir rapidement sur l'état physique, devant permettre bientôt le relèvement psychique spontané de la volonté chancelante.

Contrairement à ce qui est conseillé d'ordinaire à ces malades, les efforts de volonté sont préjudiciables au traitement de la maladie, il sont d'ailleurs impossibles ou fatiguent inutilement les malades. On a beau leur avoir dit : « il faut vouloir », ils répondent : « puisque je ne peux pas et que c'est justement ce que je viens demander au médecin ». Il faut donc au contraire recommander aux patients de ne pas se raisonner. Lorsque la nuit ou le jour leur esprit travaille sur leur état, ils doivent arrêter le plus tôt possible ces opérations intellectuelles pathologiques par une pensée courte, incisive, dans le genre de celles-ci : « comme je suis sot », ou « le docteur serait fâché contre moi ». Au besoin on peut rattacher ces rappels à l'ordre à un objet placé dans la chambre qui ramène le calme par la complicité d'une impression sensorielle.

Comme l'influence morale du médecin soulage le malade et qu'il se sent mieux après les consultations, ce dernier a une tendance à supprimer l'effort qu'il doit faire lui-même en revenant constamment voir le médecin. Au début il est nécessaire de dispenser largement les raisonnements à ces malades, mais bientôt il faut, dans leur intérêt, régler les consultations pour laisser se développer l'initiative du patient. On pourra trouver dans l'entourage du malade une personne bien pondérée qui, par une entente souvent ignorée par lui, continuera efficacement l'œuvre de rééducation psychique, difficile chez ces malades chancelants au moral et conscients de leur état. On n'inspire pas aux neurasthéniques la foi, la croyance, mais leur état s'améliore d'autant plus rapidement qu'ils sentent autour d'eux des appuis sûrs et qu'ils ont conscience que le médecin s'est engagé à les soulager en leur prouvant la possibilité de la guérison complète.

Les progrès de l'état physique seront constatés par le malade au moyen de la pesée. De même on insistera à mesure que l'amélioration se produit pour qu'il constate lui-même l'indifférence qu'il oppose graduellement aux idées fixes pathologiques. Le courage revient ainsi plus vite et il tirera meilleur parti des conseils donnés par la certitude d'atteindre le but qui lui semble de moins en moins éloigné.

Les malades ne manquent jamais, dès le début du traitement, de demander au médecin, quand ils seront guéris. Il faut d'une part leur faire remarquer que l'état dont ils se plaignent est déjà ancien et d'autre part les assurer, ce qui est essentiellement vrai, que le résultat du traitement dépend uniquement de la façon dont ils se laisseront guider au physique comme au moral.

Le médecin devra en outre étudier avec soin l'influence de l'entourage immédiat du neurasthénique, qui va souvent à l'encontre du traitement par sa maladresse, par sa sollicitude même, par trop de petits soins prodigués, par des questions successivement renouvelées sur la santé, sur tel ou tel malaise. De cette façon s'éternisent des dispositions, qu'il serait nécessaire au contraire de faire disparaître. Le milieu familial entretient aussi souvent l'hypéresthésie générale par la permanence des influences qui l'ont fait naître.

Dans ces cas, l'entrée dans une maison de santé sera nécessaire, pour pratiquer l'isolement; celui-ci, par la suppression des causes habituelles d'excitation, a pour résultat direct de calmer les réactions nerveuses. Il y a des degrés dans l'isolement et, après la rigueur du début, on devra, suivant les cas, l'atténuer plus tard; le médecin est seul compétent pour régler ce traitement. L'alitement n'est pas d'ordinaire une pratique heureuse chez les neurasthéniques.

Quand le surmenage a été le principal facteur de

la maladie, il est nécessaire d'éloigner le patient de ses travaux. Cet éloignement ne doit la plupart du temps être que momentané et il est préférable de de ne pas inciter le malade à quitter définitivement les occupations auxquelles il est habitué, même si le surmenage en a été la conséquence. Après l'apaisement des symptômes morbides, l'inaction lui est à charge et le regret d'une situation perdue le fait retomber dans de nouvelles crises.

Un séjour dans un établissement hydrothérapique ou dans une station climatérique heureusement située, un voyage dans certaines conditions sont des plus profitables dans ces cas. Une fois bien éloigné du lieu de ses affaires et partant de ses préoccupations, le neurasthénique a peu de tendance à interrompre sa cure et il ne songe plus qu'à se guérir. Dans un voyage son attention se trouve presque forcément attirée par la variété, par la diversité de spectacles qui lui sont peu familiers. Ses sens, et par là même sa pensée, s'y accrochent et s'y divertissent et lorsqu'un neurasthénique prend plaisir aux choses qui l'entourent, il est bien près d'être guéri.

Cependant il est certaines conditions indispensables à la réussite de ce traitement. Il n'est pas toujours facile de quitter ses occupations et la préoccupation du lendemain, la crainte de perdre une situation laborieusement conquise, sont là comme autant d'obstacles, parfois insurmontables, à la réalisation des prescriptions. Il faut en effet que l'avenir soit assuré, soit que les affaires aillent seules, soit que les malades puissent compter sur quelqu'un de sûr pour les remplacer ; il faut aussi que leurs moyens d'existence permettent cette oisiveté. Si ces conditions ne sont pas remplies, on risque de faire plus de mal que de bien. Le souci des affaires est remplacé par un autre encore plus nuisible : celui d'argent dépensé joint à celui d'argent non gagné.

Il faut aussi choisir le temps d'un voyage, le lieu où il s'effectuera. L'esprit du neurasthénique doit être distrait sans fatigue ; il faut que malgré lui, en quelque sorte, la distraction pénètre par tous ses sens. Pour quelques-uns aimant leurs aises, des complications de séjours rapides dans des hôtels sont à éviter ; pour d'autres une certaine activité de ce genre est préférable à de longues rêveries où leurs préoccupations peuvent revenir.

Lorsqu'il s'agit de peines morales, de deuils, le changement de résidence s'impose surtout ; il faut soustraire le malade au milieu où tout lui rappelle la cause de la tristesse sur laquelle son esprit travaille sans cesse. Il faut vaincre souvent les résistances de neurasthéniques moralement découragés et inspirer confiance par son attitude. Pour être obéi, il faut faire comprendre la nécessité du sacrifice et que la guérison sera presque certaine. Parlant avec autorité, on triomphe souvent d'hésitations qui ne sauraient être trop longues sans tout compromettre.

Hypnose. — Dans les cas d'hystéro-neurasthénie, la thérapeutique morale peut être aidée par l'hypnose, le sommeil provoqué et la suggestion hypnotique. Si les inconvénients de ces pratiques sont réels en affaiblissant momentanément une volonté débile, elles rendent cependant des services et en tout cas leur action est plus rapide.

6° INDICATIONS SPÉCIALES SYMPTOMATIQUES

Il est parfois dangereux d'attirer fortement l'attention de certains malades sur tel ou tel trouble morbide et ils doivent être bien convaincus que chez eux les divers malaises relèvent de l'affaissement nerveux général. Voici cependant quelques indications spéciales plus particulièrement symptomatiques.

Contre les *diverses algies* et en particulier contre la *céphalée neurasthénique*, beaucoup de moyens ont été conseillés. Les narcotiques ne sont guère indiqués ; l'opium et ses dérivés sont dangereux dans les douleurs subjectives ; beaucoup de morphiniques sont des neurasthéniques mal conseillés par leur médecin.

Les petites doses des analgésiques voisins de l'antipyrine sont tolérables, encore doivent-ils être donnés de telle sorte qu'ils n'augmentent pas les troubles dyspeptiques ; mais pour tous ces médicaments le danger de l'habitude existe. Au fur et à mesure que l'accoutumance s'établit, les malades sont contraints d'augmenter les doses et ils n'obtiennent bientôt plus aucun résultat Il faut varier les analgésiques.

D'ailleurs le traitement le plus sûr de la céphalée consiste dans l'usage prolongé de moyens tout différents et qui s'adressent à l'état général : électricité, hydrothérapie. Tout au plus, comme médication plus directe, doit-on conseiller au malade des applications, sur le front et la tête, de compresses d'eau froide dans laquelle on mêlera des solutions alcooliques de menthol; on prescrira aussi des onctions de salicylate de méthyle ou de ses dérivés.

Il est évident qu'il faudra faire le départ dans les céphalées de combinaisons de migraines arthritiques ou de céphalée en rapport avec l'albuminurie ou la syphilis.

Lorsque les *douleurs à la nuque ou au sacrum* prennent un caractère persistant, il est bon de prescrire un badigeonnage de teinture d'iode, de la racine des cheveux à la septième vertèbre cervicale ou proéminente dans le premier cas; au niveau de la région sacro-lombaire dans le second. Il faut que le badigeonnage soit fait de plusieurs couches, de façon à ne les renouveler que tous les cinq ou six jours.

Lorsqu'on se trouvera en présence de malades redoutant les marques de l'iode, on pourra recourir soit aux préparations d'iode dissous dans l'huile de vaseline qui laissent peu de traces, soit aux préparations salicylées, soit enfin aux simples frictions avec des baumes opiacés, belladonés ou chloroformés. Le massage rendra encore de grands services dans la forme myélasthénique.

L'*insomnie* est en général, comme nous l'avons vu, la conséquence de l'excitation intellectuelle du malade. Celui-ci se tient en quelque sorte éveillé lui-même par une série de raisonnements en rapport avec la crainte de ne pas dormir, crainte étayée par le souvenir des nuits précédentes, ou bien il se réveille par l'emploi des moyens monotones qu'il croit à tort capables d'amener le sommeil, à moins qu'il ne prête l'oreille à des bruits extérieurs. De là résulte que c'est cette activité cérébrale qu'il faut calmer, aussi le véritable traitement de l'insomnie se confond avec celui de l'éréthisme nerveux général et il est justiciable d'un seul médicament : le bromure. L'effet en est souvent très rapide, l'esprit s'apaise de lui-même, n'est plus torturé par des opérations nuisibles et le malade s'endort, oubliant même de se plaindre du médicament.

Dans certains cas, l'insomnie, malgré l'administration du bromure, se montre tout à fait rebelle et fatigante, principalement chez des malades déjà habitués à l'usage des hypnotiques. Or il faut à tout prix procurer au neurasthénique des nuits calmes. On se trouve alors dans la nécessité de joindre au bromure, mais seulement en cas de réveil prématuré, quelques prises de chloral, de sulfonal, d'hédonal, etc. Il faut savoir manier successivement ces hypnotiques, qui sont d'ordinaire alors bien supportés par l'estomac. Il convient cependant d'être toujours modéré sur ce chapitre, car ces médicaments procurent un sommeil morbide, nullement réparateur, à l'inverse de la sédation que donne l'emploi, même prolongé, du bromure.

Pour déshabituer ensuite les malades de ces médicaments on est souvent obligé de ruser avec eux, et par la complicité de quelqu'un de l'entourage, on arrive à diminuer à leur insu la dose de médicament ingéré, jusqu'à ne plus donner qu'un cachet suggestif.

Dans certains cas d'insomnie rebelle, l'application le soir du drap mouillé, selon la technique que nous avons indiquée, sera un moyen efficace d'amener lè sommeil, par la réaction qu'il provoque.

Les *neurasthéniques impuissants* ne manquent jamais de demander si les rapports génitaux leur sont permis. Ils ne doivent pas tenter des expériences vaines qui les exposent à des affronts et assombrissent encore leur horizon. On se trouvera bien de l'institution d'un traitement au moyen de l'électricité faradique ou de la haute fréquence, appliqué à la zone des organes génitaux et le long de la colonne vertébrale.

VIII. — CONSIDÉRATIONS MÉDICO-LÉGALES

La faiblesse irritable du système nerveux peut intéresser la médecine légale à différents points de vue. On peut en effet trouver, tout au moins dans les troubles psychiques neurasthéniques, des circonstances atténuantes qui permettent d'abaisser le degré de la peine ou qui même doivent entraîner une exonération entière.

La crainte de se trouver au-dessous de sa tâche, le manque d'énergie pour supporter un milieu étranger quand leur responsabilité se trouve engagée a pu être relevé pour quelques malades dans des affaires d'abandon de situation avec ou sans vol, d'abandon de famille, et, pour les militaires, de désertion.

La colère, qui éclate chez les neurasthéniques avec une extrême facilité et reste impossible à maîtriser, a suscité de son côté des procès pour offenses notamment envers les domestiques.

Dans tous les cas il sera nécessaire pour le médecin légiste d'établir l'existence de l'épuisement nerveux et de montrer quelle peut en être la valeur comme cause d'atténuation.

Mais c'est surtout la neurasthénie traumatique qui joue un rôle très important dans les procès de plus en plus nombreux relatifs aux accidents du travail.

S'il est facile d'apprécier la gravité d'une fracture et l'incapacité de travail qui peut en résulter, il n'en est plus de même lorsqu'il s'ajoute des phénomènes presque purement psychiques consécutifs aux chocs.

L'état nerveux antérieur s'aggrave par les préoccupations qui naissent de l'impossibilité dans laquelle ces malades se sentent de reprendre leur travail, d'autant qu'à ces préoccupations s'ajoutent fréquemment des questions d'intérêt toujours litigieuses.

Le médecin légiste doit donc bien connaître ces cas. Il est fréquent, il est vrai, de rencontrer parmi les blessés des individus qui exagèrent leurs souffrances dans l'espoir d'obtenir une plus forte indemnité. Mais il faut éviter de considérer comme un simulateur un bon ouvrier qui, à la suite d'un accident, se dit désormais dans l'impossibilité de travailler par suite des phénomènes de neurasthénie traumatique.

TABLE DES MATIÈRES

2023-07 — CORBEIL. Imprimerie ÉD. CRÉTÉ

www.ingramcontent.com/pod-product-compliance
Ingram Content Group UK Ltd.
Pitfield, Milton Keynes, MK11 3LW, UK
UKHW020933180726
13838UKWH00002B/919